若い医学徒への伝言

——道標《みちしるべ》

本間日臣

本書を編む間中、臨床・研究のスタート台に立った青年医師の姿が対象としていつも脳裏に出没することとなった。といっても、教訓めいたものを述べることは出来ないしその資格もない。
その背後にある私の人生観なり世界観なりを、すなわち等身大の私を感じとって参考にしていただければ十分満足である。

（本書より抜粋）

はじめに

本書は私が医学部を卒業してから半世紀の間、臨床と研究の日々を送る折り折りに、文字に留めておいた記録をまとめたものである。

今まで意図したことのないことに踏み切ったのは、二宮英温氏のおすすめによる。氏は、青雲の志に燃え、医学徒として洋々たる道を拓きはじめたばかりの有能な青年医師であった令息、竜太君を自動車事故のため一瞬の間に喪い、限りない愛惜の情から一冊の書を編纂された。その切々たる心情に深く同情し感動すると共に、私の辿ってきた軌跡が、若い後進の方々に少しでも役立つことが出来れば、氏の願いにかなうかも知れないと感じたのである。

そこで本書を編む間中、臨床・研究のスタート台に立った青年医師の姿が対象としていつも脳裏に出没することとなった。といっても、教訓めいたものを述べることは出来ないしその資格もない。

戦時の体験や折り折りの随想、旅想、追憶、所感などからその背後にある私の人生観なり世界観なりを、すなわち等身大の私を感じとって参考にしていただければ十分満足である。

文部省、厚生省の特定研究班々長としての発足時の研究計画や構想、学会長としての所感や展望など医学に関するものも、これから発展を控えた方の参考になるかも知れない。

臨床経験も同様である。室生犀星氏の病状経過報告もこれから主治医となる方々に贈りたい。「目前の症例の中に明日の医学がある」とは恩師冲中重雄教授の教えである。まことに臨床の場は宝の山である。刻々変化する病態の精細正確な観察から新しい研究テーマは生まれる。真摯《しんし》な姿勢と献身とは医師と患者間の信頼関係を築くきずなとなる。折り折りの随想も当然ながら医学・医療にかかわるものが多くを占めるが、臨床と研究に対する姿勢を察して下されば本望である。

また友人を送ることばの二、三のなかには自身の姿が投影されているように思っている。

若い後進の方々の大成を祈願する。

なお本書は、いろいろな機会にあちこちに執筆寄稿した文章を集めたこともあって、ときに記述の重複が見られるがあえてそのままにした。私の言動の底流を形づくっているものが執筆のつどどこかに表れるせいであり、ご寛恕をお願いしたい。また、本書は気ままに拾い読みして頂くのもいいのではないかと考え、目次は索引を兼ね細かな見出しとなっている。

一高以来、半世紀を優に超える畏友宇佐見英治君に序文を頂戴できたことは、同君の著作の名声を知る私にとって大きな喜びである。われわれは天職を異にするけれども、戦争をはさみ激動の時代を共有し、今昔を語り合える私の貴重な学友のひとりである。衷心よりお礼を申し上げたい。

平成十三年十月二十日

本間　日臣

序に代えて

郷愁 ―『サザーン・クロス』頌

宇佐見　英治

この本には本間日臣君の手記、「玉砕の島テニアンから生き延びて―『サザーン・クロス』―「大島欣二追悼録より」」が収められている。

私はこの一篇が好きなので、まずそれがうれしい。

六年前、本間君が或る雑誌に掲載されたこの『サザーン・クロス』の抜刷りコピーを送ってくれた。それは副題にあるとおり追悼録のために書かれたものだが、それが四七年ぶりに機関誌「あさひ」に再録されたのだ。

私は本間君が中山義秀の小説『テニアンの末日』のモデルで、彼がテニアンで米軍の捕虜となりアメリカにつれてゆかれ、戦後帰国したという噂を遠いむかし耳にしたことがある。しかし私はその小説を読まず、また『テニアンの末日』が彼の追悼記にもとずいて書かれたものだということを知らなかった。第一そのコピーを読むまで本間君がこんな見事な記録を書き残していることを全く知らずにいた。

一読して驚歎、衝撃とともに深い感動をおぼえた。しばらくして再読したが、感動は強まるばかり、こんなことは滅多にないことだ。

私は中山義秀の前記小説を捜しだして読んでみた。小説はよく書けており、誠実で、よい作品だと思った。しかし何といっても感動の質そのものがちがう。桜の木という概念といま私が眼前に見ている桜の木がちがうように、ちがう。貴重な友の戦死を悼み、玉砕した無数の戦死者や人々を思ってやむにやまれず書かれたものと、それをもとにいわば誰の口にもあうように物語として小説的に書き直されたものとは当然ちがう。

昭和一九年二月、本間君はそれまで平穏であったマリアナの小島テニアンに海軍軍医大尉として着任する。三月、一高で同級、ともに東大医学部で学んだ親友大島欣二が同じ軍医大尉として、同島にやってきた。それから五ヵ月、二人はほぼ行動、起居を共にしたが、その間次第に空爆が激しくなり、やがて米軍艦隊が海に現れ、隣島サイパンに米兵が上陸する。やみまない空襲と同島からの砲撃に追いつめられ、七月末、テニアンもついに玉砕壊滅する。最後の日、彼は大島大尉が壕で戦車砲に撃たれて戦死したことを知る。追悼記の末文には《静かな湖面のように澄み切った科学者の姿勢で壕によりかかっている彼が見える気がした》と記されている。紙数が限られているので、追悼記の梗概についてはこれだけのことしか書けない。

私はその後も『サザーン・クロス』を三度、四度読み返した。そのたびに興奮をおぼえ、とりわけ作者の心の優しさがわが身に伝わってくるのをおぼえた。それ以後も私は多分七、八回はこの手記を読み返したろうが、どうしてそんなにこの手記が気に入ったのかと思うことがある。

以下に記すことはドグマティックな書き方になるが、その感想の一端である。

まず、これは格調の高い名文だ。これほど一人の人間の死が崇高に書かれた記録は珍しい。先にもふれたが、最後の日、彼は大島軍医大尉の戦死を知る。これを聞いたあとの―手記の末節の十数行、これは何度読んでも、すごい。

一人の生命の重さが全アメリカ軍、全戦争、全世界の狂気と正気に匹敵する。死が日常事となっている戦場で、生命はなお稀有のものなのだ。毎日毎日が稀有なのだ。

第二に私の心をとらえるのは臨床医学者としての優しさと厳しさ、冷静さが、手記に描かれた二人の行動、日常の会話、起居のはしばしに常に感じられることだ。どんな情況下にあっても二人は真理をつきとめようと努力する。全滅の日が目前に迫っているのに大島大尉は瓦斯壊疽《えそ》の病兵を見舞おうとする。私の心をとらえるのは、二人の若い科学者の精神の純粋さが、いかなる絶望下にあっても常に生き生きと感じられるからだ。

本間君は別の論叢の中でわれわれが一高にいたころ共に願ったロマンティック・アイディアリズム（romantic idealism）のことを語っているが、くり返し読むうち、私はまさにそれがこの手記の主題になっているのを感じた。ロマンティック・アイディアリズムを敗滅の戦場で一人はそれを胸に抱いて死に、一人は生き残って老躯のいまもその途を究めつつある。私は改めて、そう思った。いい忘れたが、本間君も大島君も私も昭和十三年に一高を卒業した。戦前旧制高校を出た人ならロマンティック・アイディアリズムが若き日に一度は胸をかすめたことを思い出されるのではあるまいか。

私がまたこの追悼記をくり返し読んで飽きないのは、ロマンティック・アイディアリズムへの真の意味での郷愁（Heimweh）のためかもしれない。

（うさみえいじ・詩人、仏文学者、評論家）

平成十三年十月五日

書評

若い医学徒への伝言

ＪＡＭＡ日本語版２００２年5月号より転載

平成14年2月のはじめ、二宮英温氏から2冊の本が届けられた。私は二宮氏に会ったこともなければ、文通したこともない。全く未知の方である。丁寧な書状が添えられていた。それを読んで事の経緯がはじめて分かった。

本の1冊は『蒼竜は天に昇った　医師二宮竜太、32歳の生涯』で、もう1冊は、私の日ごろ敬愛してやまない本間日臣博士の著書『若い医学徒への伝言』であった。前者は、東京慈恵会医科大学を平成2年に卒業し、医師として伸びざかりの7年目に不慮の交通事故死を遂げた二宮竜太君への追憶を父上がまとめた痛恨の、しかしきわめて意義の深い書物である。しかし、ここでは後者の本間氏の著書のみについて紹介するにとどめたい。

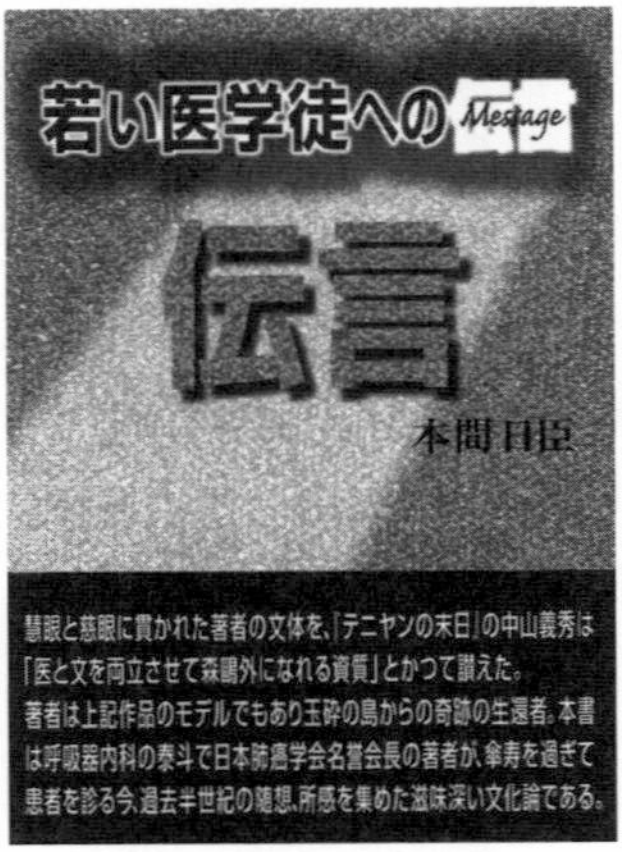
若い医学徒への
Message
伝言
本間日臣
慧眼と慈眼に貫かれた著者の文体を、「テニヤンの末日」の中山義秀は
「医と文を両立させて森鷗外になれる資質」とかつて讃えた。
著者は上記作品のモデルでもあり玉砕の島からの奇跡の生還者。本書
は呼吸器内科の泰斗で日本肺癌学会名誉会長の著者が、傘寿を過ぎて
患者を診る今、過去半世紀の随想、所感を集めた滋味深い文化論である。

本間日臣博士と私とは、いわば〝同期の桜〟である。ともに昭和17年9月、大学こそ違いはあったが、6カ月の繰り上げ卒業

で、海軍軍医になり、北朝鮮にあった元山海軍航空隊で、海軍軍医科士官としての厳しい訓練を受け、次いで築地の軍医学校に戻り、３カ月の教育を終えたのち、海軍軍医中尉に任官したのであった。それ以後の海軍における生活は、それぞれ勤務場所を異にはしたが、ともに九死に一生を得て現在がある。

本間氏は、かの有名な中山義秀が書いた唯一の戦記物『テニヤンの末日』のモデルとなったことで知られる。テニアン島で負傷の身となり、テキサスの収容所で終戦を迎え、昭和21年10月、ようやく祖国に帰ってきたのである。以後の生涯は、ここに紹介する著作を読んでいただければ、すべてが分かる。

本間氏の臨床医学者としての学術論文は何編か読んだことがあり、また共同編集者として『新臨床内科学』の刊行をともにした間柄である。恩師・冲中重雄先生の「目前の症例の中に医学がある」を自己の信条として、臨床家としての優れた技術を体得し、心温かな医の心を実践してこられたことはよく分かっていたが、本書を読んで、こんなに格調高い名文を書く人とは、これまで思ってもみなかった。ことほどさように、本書は本間氏の手による珠玉の文章の集大成であるといってよいと思う。

本書の目次は、索引代わりに利用してもいいように、詳細にできている。「自己紹介」から始まり、「戦争体験記」「呼吸器病学展望」「教育・研修の場としての臨床」「旅想」「折り折りの随想」「追想と追憶」「読後感」の８章よりなる、３４２頁の書物である。

私自身、まず拾い読みをしてみたが、どの部分も、自然に自分の心が本の中に吸い込まれていくような不思議な思いをした。実に魅力的な文章が鏤められている。特に印象に残ったのは、「玉砕の島テニアンから生き延びて」であった。宇佐見英治氏（本間氏の友人で詩人、仏文学者、評論家）は、序文で「これほど1人の人間の死が崇高に書かれた記録は珍しい」と語る。

著者は、「人間の生き方、死に対する考え方、そして老齢の域に達した昨今も、生かされている限り、なんらかの使命を持ちつづけている。悠々自適の誘惑を拒否している」と述べている。全く頭の下がる思いである。

本書の真の目的は、読者が著者の臨床に対する姿勢を読みとってほしい、というところにある。臨床の場は宝の山であり、ご病人の刻々に変化する病態の精細かつ正確な観察から、新しい研究テーマが生まれる。真摯な姿勢と献身とは医師と患者間の信頼関係を築く絆である、と著者は強調している。神経内科の泰斗 Wartenberg 教授は、「Seeing much, seeing wisely」と教えている。著者は、それを実践してきた。そして、今でもなお実践していることと思う。本書の「折り折りの随想」の中には臨床医のあるべき姿勢が随所に記されており、特に若い医師たちに読んでほしいところである。

私は畏友・本間日臣博士を本書によって再認識した。あの穏やかで和やかな微笑をいつも絶やさずに接してくれる著者の中に、臨床医としてのまことに厳しい態度が潜んでいることを教えられ、感銘を深くした。このような人を「同期の桜」の1人として持ちえたことを幸せに思う。と同時に、本書の刊行を実現された二宮英温氏に敬意と謝意を表したい。

阿部正和
東京慈恵会医科大学名誉教授

NPO法人PDN発行

目次

第三章　「呼吸器病学」展望

第四章　教育・研修・研究の場としての臨床

第五章　旅想

第六章　折り折りの随想

第七章　追想と追憶

第一章　自己紹介

座右の銘

―人間、この中間者―

座右銘の注文には困った。人に語ったり書いたりするたぐいのものではないと思っていたから。各人が良しと信ずる生きかたを貫ぬけばよいので、座右銘などは心の中にだけしまっておくべきものと心得ていた。しかし固辞は容れられず、やむなく机の抽出しの中の、古びて黄色く変色した一冊の岩波文庫から、二〜三の句節を披露させていただくことにした。

表紙に、ゲオルク・ジンメル『断想 ― 日記抄 ― 』清水幾太郎訳、奥付に、昭和十三年八月二五日第三刷発行、定価二〇銭の文字が読める。買ったときの記憶は霧の中のように定かでないが、昭和十三年ではなく、おそらく十六年か十七年の医学部卒業間近のころではなかったか。

当時、戦いは激しく暗く、われわれは夭折の予感の下に生きていた。事情は違ってもキルケゴールと同じように。残された数年をどう生きるべきか。世界史上の国家至上主義終焉期に生れ合せ、これに殉死しなければならない運命の自覚が、職業としてのわざの修得の色濃い医学の勉強より、まず人間の存在とはなにか、実在とはなにか、真実とはなにかの自問への自答を切実に要求した。それは、おなじ問題にあけくれた旧制高校の日々をまさに再現させた。チボー家の一九一四年夏は恐ろしい現実感をもって迫ってきた。

そのようなとき、ゲオルク・ジンメルの小さな冊子がある種の安らぎを心に与えてくれた。彼もまた、第一次世界大戦によってその死を早めた孤高の哲学者である。

「人間は問題そのものに到達はしても解決そのものには到達しないような存在である……」また、「あたかも各瞬間が究極の目的であるかの如く――それと同時に如何なる瞬間も究極の目的ではなく、それぞれさらに高きもの、あるいは最も高きものへの手段に過ぎぬかの如く人生に処さねばならぬ」また、「偉大なる課題と、もはやその解決への期待に依存せずにこれへ向って行く勇気と、人間は何かこれ以上によいものを望み得るであろうか」

戦後になってからの矢内原忠雄先生の「汗と祈りとに満ちた人生」、南原繁先生の最後の学士会年頭の挨拶（一九七四年）中の「仕事のさなかに倒れること（ヒルティ）がこの上なく望ましい人生」と相通ずる言葉である。

（「クリニシアン」一九七一年二月号）

順天堂大学退任のことば

―「感謝」の一語に尽く―

退任について書くようにとの依頼ですが、フル操業の現在（一九八二年一月）は、従来と全く変りない日常の継続で、三月一杯までスケジュールが詰っており、四月に入って実際に今の環境から離れてみないとどのような感慨を持つことになるかの予測がつかないというのが実感です。

退職ということは本人にとっては人生の一つの節目でしょうから、特にわが国のような終身雇用制度の下では多少の感懐がない筈はありません。しかしその所属している機関の立場からみれば、人事の刷新、機構の新陳代謝が行われ、活力が維持向上されるよい機会であり歓迎すべきことに違いないと思います。

日本の官僚組織が他に類をみない指導力と活力とを保持する理由は、単一ではないでしょうが、有能な人材の収集力と同時に盛んな新陳代謝が行われ、常に気鋭の士が登用される管理体制を活用しているところに起因することは否めません。こう考えると、私は順天堂の長い偉大な歴史の中の一瞬の、しかもその一小部分に参加させていただいたに過ぎないのであり、私個人にとっては光栄至極であっても、周囲の方々からあらたまった行事を企画していただく筋合のものは全くないというのが本音です。

「ゆく河の流れは絶えずして、しかも、もとの水にあらず」と、『方丈記』の冒頭に記されているように、私の進退とかかわりなく、順天堂はその歴史を形づくりながら経過していき、それと共に呼吸器病学の講義研究および診療も続けられるわけですから、私も通常業務としてすべてを引き継ぎ、静かに交替していきたいと考えています。この我儘を許して下さるようお願い致します。お茶の水の崖の風景は人の去来にかかわりなく昨日も明日も変らないでしょう。

退くに当っての感慨を仮に一語で言い表すならば、躊躇なく「感謝」の文字を選びます。医師という天職を与えられて以来、恩師、先輩、同僚、後輩のすべての方々についてこの世における有縁のきずなを与えられた恩寵を感謝します。これらの方々とのめぐり遭いの中で現在の自分が形成されたといっても過言ではありません。大学卒後の私の人生は、三年の海軍短期軍医期間を除くと、東大第三内科、虎の門病院、順天堂大学のそれぞれ約十三年間宛に区切られます。この間お世話になった方々の数は数え切れません。

第三内科は青年医師にとっての修練道場でした。虎の門病院は壮年医師として矢玉の降り注ぐ戦場の如くでした。大学生活に戻ると研究費の導入と教育・研究への時間の配分が容易になったことが有難く感ぜられました。殊に過去十三年間を通して、それまで長年あたためていた研究テーマを文部省・厚生省の特定研究班で全国の俊秀を集めて存分に勉強できたことは忘れられません。教室の運営についても具体的な指示や注文をつけたことはほとんどありませんが、教室の諸君は私の意図をよく察して現在の教室の雰囲気を創り上げてくれました。これについても感謝以外の言葉は見当りません。

歳月は遥々にして流れ去り、人生の総決算の時期を間近かに控えて念願することは、実利の世界から解放され、自由な理想を追い求めたかつての旧制高校時代の求道生活を再現し、自分なりの綜合的な熟成を試みつついっぱいに燃え切ることです。大学入学以来、形而下の学問にほとんどの時間を投入してきましたので、これからは形而上学に時間を割いて均衡のとれた人間形成を目指したいと思います。といっても特定研究や公社依託研究協議会や出版関係の仕事が続くため、生活の転回は緩慢なものと予想しています。

とまれ順天堂大学は私にとってまことに〝まほろば〟でありました。ありがとうございました。

（一九八二年三月）

第二章

戦争体験記

玉砕の島テニアンから生き延びて

――「サザーン・クロス」―― （「大島欣二追悼録」より）

昭和十年の夏休みであった。一高旅行部は富山から北アルプスに入った。剣《つるぎ》の眺望、八峰キレットの難所。薬師を経て黒部峡谷から祖母谷温泉へ。更に白馬から鑓《やり》へ。そのコースに沿って今なお鮮やかに浮んでくる美しい思い出の花が撒《ま》かれていった。青い空があった。白い雲があった。アイゼンで一歩一歩ふみ越えた雪渓があった。色とりどりのお花畑があった。ザイルで冷汗をかいたロッククライミングがあった。ランプの下に夜のいろりがあった。いろりを囲んで冗談と笑声とがあった。杉、木下両君の屁のひり合いがあった。わなにかかった兎と、かん詰と、ジャックナイフと旺盛な食欲と。

欣二君と私とが親しく接するようになったのはその時が最初だった。どこだっただろう？　真昼の山腹だった。眩しい日光だった。ゴロゴロした坂道で低い這い松がまばらに生えていた。遠くに青い山波が見えていた。我々は仰向けに寝転がって握り飯をかじっていた。遅れた二人がつづら折りの山道を下の方から登って来た。欣二君と武田勝君とであった。欣二君は彼は細いからだの割には「壁」と呼ばれていた板のような広い背に、頭にかぶさるほど詰めこんだキスリングを背負って一歩一歩近づいて来たが、例のすずやかな微笑を口唇にほころばせながら、手を上げて合図をした。北アルプスの連峰を背にしたこの時の彼の姿は今もはっきりと写真のように私の網膜にやきついている。

だが、学校時代の彼のおもかげについては、他の多数の先輩友人に譲ることにしよう。私には、彼の生涯の最後の半年を、テニアン島で共に過した唯一の友人として、当時の記憶をしるさなければならない義務がある。

到るところに真赤な仏桑華が咲いていた。椰子は殆どなかった。パパイアとバナナがあった。シャシャップという甘酸っぱい郷愁のような果実があった。どこもここも砂糖きびの畑で、島の南端の町には大きな製糖工場があった。内地との交通が途絶え勝ちになると、黒砂糖の羊かんや飴が溢れ出すのであった。パハイアの樹陰に牛が啼いたり、鶏が発作的に駆け出したりする風景が心を和めるのだつた。南洋杉の細い葉をゆすぶってさわさわ吹き過ぎる風の中にテニアン神社のしめ縄と鈴の紐とがいつもゆれているのだった。冬を知らない人々は簡素な服を着、簡素な小屋に住み、それぞれの小屋からカバンを下げた小学生が一つの小学校に通うのであった。マルポに唯一つしかない井戸があり、井戸の周囲はヘルマンとドロテアの舞台のようなこんもりした森であった。それで天水が非常に貴重なものとなり、どの村にもコンクリートの貯水槽があって、家々の屋根から樋を集めているのだった。

南端のカロリナス台地と中央のラソ山公園と呼ぶ高台とを除くと、他は殆ど平坦な土地でサイパンのような山はなかった。土は乾いて火山灰のように軽く、掘ると直ぐ岩にぶち当るのであった。隆起珊瑚礁の筋骨はダイナマイトでなければ歯が立たないのであった。島を一周する環状道路があって自動車で行くと三十五、六キロ分のガソリンを消費するのだった。ラソの上から見ると、四方にぎらぎらしている海が見え、北端は四キロのサイパン水道を隔ててサイパンのタツポーチョがそびえ、南端はテニアン水道二キロを隔ててアギグワン島の絶壁に波の砕けるのが見えた。アギグワンに対した海岸に天然のリーフを格好の防波堤としてテニアン港の桟橋が一つ突き出ており、ポンポン蒸気がサイパンとの間を定期的に往復していた。そして時には桃色のハンカチを口に当てたり、首に巻いたりした白粉の濃い女達がサイパン・グワムラインの定期船の小さな船室を彩るのであった。砂糖が、一つの病院と、一つの小学校と、大きな製糖工場と、十数軒の料理屋と三千の人口との町を造り出していたのであった。

町から一番遠く離れた島の北端に三千メートルの滑走路があり、その北側に兵舎が並び、兵舎の西端に組立ベッド百台と隔離病室とを持った病舎があった。兵舎と同じような長方形の建物で、幅約二メートルの廊下を四周に廻らし、床下は一メートル半あって、五、六段の階段を登って出入口に達するのであった。病舎の周囲にはバナナの木が植えてあり、北側の廊下の長椅子に座るとその垂れた黄色い実の間から真っ青な南の海が見えた。

欣二君と私とが相前後してこのテニアン第一基地の病室に勤務するようになったのは昭和十九年の二月末であった。ちょうど米国機動部隊がトラック急襲の余勢を駆って、マリアナ諸島を空襲した時で、私達は到着早々鉄火の洗礼を受けたのであった。彼はサイパン港で、私はテニアン基地で。飛行機から積み下す暇もなく飛行場の傍らの草地に置いたままになっていた私のトランクには機銃弾の穴が二つあいた。一方、特設空母でサイパン入港と同時に空襲を受けた彼は、その後始末に当たっていたのでなかなかテニアンに渡って来なかった。二年以上も会っていない彼の到着を待ちわびながら、私も病室にあふれるほどの戦傷患者の治療に忙殺されて目まぐるしい日を送っていた。

戦死者の処置、戦傷者の後送などが一段落して、弾痕の残った病室の整備に取掛っていた三月十日頃だっただろう、大島大尉が来たというので、読みさしの京詣歌集を伏せたまま部屋を出て私は病室の方へ歩いて行った。物憂い午後の三時頃の日差しであった。焼けた兵舎の横を通り抜けて病室の前まで来ると、軍医長への報告を済ませて出て来た彼にちょうど出会った。緑色折襟の三種軍装を着てゆっくりと大股に歩いて来たが、私を見ると例の北アルプスの微笑を微笑みながら手を上げて合図をした。「ああ」と言って私も合図を交した。「早速大変な目に遭ったね」と彼は言った。二人は今までの経過を話し合いながら医務科士官室に向って肩を並べて行った。彼はちっとも変っていなかった。無造作に分けた髪の下に広い額、男にしてはやさしい眉、やや細くて澄んだ瞳、筋の通った鼻、口は少し大きくて唇は薄く、角張った顎の下に細い首が喉仏を突き出している。皮膚は浅黒くてすべすべしており、からだ全体は細いが、背中は相変らず幅広くがっしりしていた。脚が例の如くわずかにがに股であった。白い歯から洩れる言葉は例によって、恐ろしく要領を得ており、理智と論理とに貫かれていたが、時にドグマティズムと鋭いシニシズムとを混じているのであった。

かくして私は無二の話相手を得た。かさかさな灰土のように野蛮じみた前線基地の空気の中で、彼との対話のみは私の心に泉のような懐しい文化の潤いを与えてくれた。互いに自分達の話を、否、感覚を、というより全生活行動をこれ以上理解し合える相手を他に見つけることはできなかった。夜、遮蔽《しゃへい》した電燈の下で、彼がサイパンから持って来た珈琲を啜りながら、オリオンの傾くまで話し込むのであった。ここにいると大学で勉強していた頃の思い出は夢のように楽しかった。高校時代の思い出は更に更に楽しかった。それから別れ別れになっていた頃の経験、現在の戦局、世界の情勢、人類の進み行く途、などが話題であった。とりわけて、我々の周囲にいる多数の軍人、―柔らかい粘土の時代に、打たれ叩かれて、一つの鋳型に均一化された人々―が、人間の生命という切実な問題に否応なしに直面せざるを得ない戦地にあって、どういう反応を呈するかは、かなり興味のある問題であった。自らの住んでいる座標内の世界に惑溺したまま一歩も出ようとしない者があった。彼等は自分達の規矩の中に閉じこもっている限りは安全なのであった。大声で怒鳴ったり、人をひっぱたいたり、酒に酔いつぶれることができるのであった。しかし窓の外にもっと日の光に満ちた、草花の咲いた、山々の青く澄んだ世界を垣間見た者はどことなく不安になるのであった。ある者は、慌てて窓を閉ざした。ある者はもう少し外のようすを知りたがった。そうすると内省が彼の行動を不活発に陥《おとしい》れるのであった。

ある分隊長は戦地に来てすっかりおとなしくなった。「彼は飛行機に乗らない分隊長というあだ名がついてるんだ」と欣二君は言った。そういえば飛行場の組立椅子に遮光眼鏡をかけてじっとしている士官の姿を私はよく見かけた。「内地にいる時はあばれんぼうだったんだがね」彼は大尉だったが、頬の線は豊かでまだ中学生のような感じがした。

「近頃は本を読むんだよ」

「異なった生き方があるということを考えてるんじゃないのかな」と私は言った。

攻撃隊の消耗はすさまじいものだった。一つの海戦の度に攻撃機は三分の一に減ってしまうのであった。今朝指揮台の前に群集して訓示を受けて出て行った隊員は、次の日にはごっそりといなくなってしまう。二十歳前後の少年航空兵達の元気な敬礼は皆青い空の彼方に消えて行ってしまう。殊に隊長機は絶対に帰って来なかった。次々に着任する隊長は一つの攻撃を生き延びることはなかった。いくら「人的資源」が多すぎてもこれではあまりにひどすぎた。この流れ去り行く人の河を前にして彼《か》の分隊長は何を考えたのであろうか。彼等にとって、自分達の運命は明瞭すぎた。今日部下の戦死確認書に捺印した如く、いつかは司令が自分の戦死確認書に捺印する事は間違いなかった。

ある海兵出の中尉がいた。鍾馗《しょうき》のような頬髭を生やした巨きな男であった。九州訛《なまり》でブロークンな日本語を怒鳴り立てる横紙破りであった。欣二君によればそれでもここではずいぶん温和しいのだそうだった。彼の眼に炎が燃え出すと兵隊達は恐れて傍へ近づかないのであった。誰も彼の鉄拳の犠牲にはなりたがらなかったからであった。

欣二君はしばらくの間彼と同室していた。しかし彼は滅多に室にいる事はなかった。書物など彼にとって「わしにはわからん」ものであった。食べ物のある時などぬっと入って来て手を出してつまんで出て行くのであった。欣二君は時々彼に冗談を話しかけるのであった。しかし彼は欣二君には一目置いているらしかった。欣二君は「物知り」であって、大抵の質問には明快に答えてくれるからであった。

ある時、基地の東方《とうほう》三〇浬《かいり》の海上に不時着した搭乗員の捜索に救助船が出発した。そこで私は図らずもこの中尉と共に出かけることになった。南洋には珍しく荒れ模様の日で、ポンポン蒸気はリーフを出ると白く砕けてくる三角波に遭って木の葉のように揺れた。島の周囲は大部分が絶壁で、白い波が泡を噛んで突き当たっていた。巻き込まれたら瞬時のうちに船は粉々に砕けてしまう。船橋に立って気の進まない船員を叱喧しながら、日没までそここを探し続ける彼の熱心には私も打たれた。甲斐のなかった捜索にぐったり疲れた帰途、彼は他部隊に属する彼の級友に出会った。「おう貴様まだ生きておったか」と彼はうれしそうに叫んだ。その言葉には少しの誇張もなかった。実感がにじみ出ていた。彼等は互いに死んだ級友の名を告げ合った。生きている者の名前は珍しい宝石のように少なかった。

その晩欣二君と話しているところに彼がやって来た。「わしもそろそろ年貢の納め時が来とるよ」と彼は言って羊かんをかじりながらほっほっと笑った。しかし彼の瞳の底に私はおよそ彼の外貌と似ても似つかないしっとりと澄んだ秋の哀愁がかすめたのを見逃さなかった。欣二君は黙ってうなずいていた。

彼が自らも予知していた、きまりきった運命をたどったのはそれからまもなくであった。ペリリューを離陸直後に敵機に襲われて海没したのであった。欣二君の部屋の棚の上に彼の名前の書かれた柳行李が長い間残されてあった。

二月中旬の空襲を受けるまで、サイパン、テニアンは後方中の後方基地であった。前線の将兵達はここに来るとほっとしてくつろいだものであった。それが今や最前線となりつつあった。しかも驚いたことに、我々が到着した時、これらの土地には前線基地としてなんらの設備も施されてはいなかった。一個大隊の守備兵と少数の警備隊と数門の大砲、これがテニアン防備施設のすべてであった。二月の空襲の二日目から我々は手を拱《こまね》いて敵機の乱舞を眺めているより仕方がなかった。飛行機の掩蓋壕《えんがいごう》などは一つもなかった。前線から来た者には久し振りのいのちの洗濯であり、前線へ出る者には名残の歓楽を提供する内地よりも始末の悪い休息地に過ぎなかったのだ。

それで前任の基地担任部隊であった七五五空がグワムに移って行ってからの第一航艦麾《き》下の諸部隊の兵隊達は、連日飛行場の整備に寸暇もない忙しさであった。上陸（外出）はもちろん、一日の休養日もなしに、連日早朝三時からの作業が続いたのであった。大部分の兵隊達は、最後まで飛行場以外のテニアン島を知らなかったのであった。

しかしすべては遅すぎた。米国の制海権は既にはるか後方内地の付近にまで拡がりつつあった。補給は途絶え、武器は海没し、丸裸の兵隊達が上陸して来るのであった。出る船出る船が沈没しては、もはや島民達も内地送還を希望しないのであった。

兵隊達は疲れていた。寸暇があれば彼等はところ構わず横になって眠りこけた。四月の上旬には、三名であったいわゆるカタル性黄疸患者は中旬になると幾何級数的に増加していった。一番先にこれに注目したのは欣二君であった。彼は早くも前駆症状、発熱、頭痛、嘔吐、吐き気、食欲不振、腹痛、倦怠感、疲労、黄疸、便通、肝腫等々の項目に分けたリストを作って患者毎に記入していった。

本病が流行性に発生するという報告はあった。しかし本病の原因にしろ、潜伏期にしろまだ定説はなかった。ヴィールスという説があり、腸管炎症の波及説、胆管栓塞説等々があった。一週間潜伏期説があり、十日があり、一カ月説があった。

我々の病室には一個の顕微鏡と少数の試薬としかなかった。しかし我々は可能な範囲でできるだけの観察をしょうとした。中旬から下旬にかけて新患数は増加の一途をたどった。そして四月二十七日を最高として今度は徐々に減っていった。伝染性疾患に間違いなかった。多くの兵舎は多数の患者を出しているのに、輸送機隊と航空廠の兵舎からは一人も患者が出ないのであった。多くの者はまず最初に風邪様の自覚症状（軽度の頭痛、倦怠感等）があり三十七、八度の発熱を一、二日見るが下熱して四、五日すると黄疸が現われてくるのであった。欣二君は患者の舌先乳頭の発赤肥大を見ると黄疸の発生を予言できると言った。また、初期に軽度の膝蓋腱反射亢進を見るものがあること、発熱の状態、たまたま白血球数を測った者がむしろ白血球減少に傾いている等の点より、本病がヴィールス疾患であり、最初ゼプティッシュの時期があり次いでオルガノトロープの時期がくるのではないかとも言った。

我々は張切って仕事にかかった。そんな時彼の眼はいきいきとして精彩を帯びて来るのであった。しかしこの真理に向ってたゆみない彼の探究心は、思いも及ばぬ方向からの下らない、しかし排除し難い障害と闘わねばならなかった。彼には軍医長がいた。小柄でやせぎすの男であった。頭を丸刈りにし、黒い口髭をはやしていた。口も鼻も小さく、眼はやや大きかったがいつもきょとんとしていて、人形のように全く表情がなかった。暇があれば壊れた飛行機の有機ガラスを拾って来てたん念にメダルのような細工物を彫っているのであった。大体できあがると紙やすりで何日も磨き上げていた。人が傍に行くとふつふつと粉を吹き払っては自慢そうに見せびらかすのであった。暇つぶしを探すためにこの世に生れて来たような男であった。

かかる性格の軍医長と、冴えた剃刀のような頭脳と学に対するパトスとを持った欣二君とが共存できる筈はなかった。恐らく内地にいる時から欣二君の苦労は重なっていたであろう。話のすみずみから私はそれを容易に察することができた。今度の場合は、軍医長が、そんな調査は必要ない、もし強いてやるなら自分の権限において反対すると言い出したことから始まった。どうして彼がそんなことを言い出したか我々には全く不可解であった。憶測をたくましくすれば、二、三の汚れた理由を見出し得ないこともなかった。理は明らかに我々にあった。多数の患者が発生した場合、これに対する最も精確な観察を報告し、能う限りの処置を施すことは軍医としての義務であった。更に未知の真理を解明するために挺身するのは学に志す者にとって当然の務めであった。しかしながら我々の住んでいたのはもはや理と非とを弁別し得る世界ではなかった。

人一倍旺盛な研究心と正義心に燃えた理性の人欣二君にとって、不合理をもって圧迫されるほど苦しい事はなかったであろう。彼の伸びんとする生命は窒息の苦しみを味わっていたに違いない。これが欝積した揚句、ついに五月末のあの病気に倒れることになったのだと私は思っている。

ある日彼は私のところに来て、私が主になって仕事をやってくれと言った。私には軍医長も気兼ねしてそう邪魔もしまいからと言うのであった。それは本当だった。私は軍医長の部下ではなかった。私は偵察機隊付であって、私の軍医長はまだ内地にいた。私は彼の軍医長から命令を受ける筋合はなかった。そこでその後仕事は私が主になってやり、欣二君は側面から援助することになった。幸い一航艦の艦隊軍医長は話のわかる人だったので、我々の研究は六月三日マリアナ地区の研究会で発表することになった。

四月二十五日に病院船氷川丸がサイパンに入った。私は治療品を受け込むためにガラパンに渡った。病院船で私は一高組選《くみせん》以来の親友、ニーチェ派の論客であり酒客であった荒木ネバに会った。彼はハルマヘラへ行くのだと言った。そして別れ際に読みかけのフランス詩集の四頁を裂いてくれた。ポール・ヴァレリイの詩であった。これが私の見た彼の最後の姿であった。その難しくてよくわからなかった詩も二カ月と経たないうちに艦砲のために飛び散ってしまったのだ。

ガラパンにある南洋興発会社の売店の片隅にほこりをあびて少しばかりのレコードがあった。ベートーベンのヴァイオリン協奏曲とモーツァルトのピアノ協奏曲とジュピターの一部であった。それらを皆私は買い求めた。この詩集の切はしとレコードと珈琲の土産とがそれからしばらくの間の毎夜をこのうえもなく豊かなものにした。昔、日比谷の音楽会で欣二君とよく会ったことがある。そんな時の懐旧談は尽きることがなかった。彼は草間加壽子のドビッシイが聴きたいと言った。彼女の演奏で初めてドビッシイの面白さがわかったと言った。夜遅く病室から肩を並べて帰って来ると、正面にサザーン・クロスがかかっているのであった。満天の星は近々と輝いて手の届きそうな気がした。彼はよくシューベルトのリートを口ずさんだ。「鱒」とか「春の夢」とか「溢るる涙」とか。それから寮歌も。

五月十日に私の軍医長も部隊の大部分と共に到着した。部隊の乗っていた輸送船はサイパン入港の直前、我々の眼前で、しかも昼間の二時に米国潜水艦のために撃沈されたのであった。私の部隊が兵舎に落着いた頃、今度は欣二君の隊が移動の準備を始めた。航空隊が基地を移動する毎に所属する基地隊は備品一切を荷造りしてついて行かねばならなかった。そしてその移動の度に莫大な代価が支払われるのであった。

しかし彼の部隊の一部は派遣隊として残ることになった。そして欣二君が一名の軍医官として残ることになった。それで我々は別れなければならぬかもしれないという私の危惧は杞憂に終った。五月十三、四日頃だったか、彼の軍医長は飛行機でペリリューに去って行った。病室は急に広くなった感じがした。

それから三、四日経った頃と思う。欣二君の衛生下士官が来て、大島大尉が急に痙攣を起こして、非常に苦しんでいるから見てくれと言った。私は今まで元気だった欣二君が、病気もあろうに痙攣《けいれん》を起こすとは何事だろうと訝《いぶか》りながら病室に駆けつけた。夕方だった。室内はもはや薄暗かった。三人ばかりの衛生兵が心配そうな顔付で立っていた。

欣二君は組立ベッドの上に仰向けに寝ていた。手を突張って真直ぐ上に伸ばし手首を衛生兵に支えさせていた。枕を外し顎をやや上に向けて息をはずませていた。胸をはだけ、足を少し内転させて足先を伸していた。掌《てのひら》を手首で内側に曲げ、親指を開き、他の指はぴんと伸したまま指先を集合して、典型的な助産婦手をしていた。彼は火のような息をつきながら「ビタカンを打ってくれ」と言い、皮下に打とうとすると「静注、静注」とはげしく命じた。私は「落着いて落着いて」と言いながら脈に触れた。私がいるのを認めると彼はいくぶん安心したらしくちょっと静まった。脈は少し速かったが悪くなかった。私はおもむろに聴診器を心臓に当てた。鼓動は着実に打っていた。雑音はなかった。顔面はややこわばっていたが眼球に異状はなかった。唇や爪にチアノーゼは認められなかった。両側性に来た上肢の筋肉の強直性痙攣がはっきりしていた。熱は平熱であった。腹に波打たせて苦しがるわりに全身症状は差し迫っていなかった。

発作は五、六分で終った。今日は三回目だとのことであった。彼は何かの中毒に違いないと言った。そしてそれはクラーレ中毒だろうと言った。私はそんな馬鹿なことはあるはずはないと言った。すると彼は昨日食べた名の知れない木の実の中毒なんだ、その中にクラーレが含まれていたに違いない、発作の時間がだんだん長くなるのは蓄積作用に外ならないのだと言った。その木の実は私も少しかじった。どんぐりのような形をしたものであった。しかし他の若い士官で彼よりもっと沢山食べたのもいるし、どうしてもそれに当ったものとは考え難かった。ましてクラーレの中毒とは痙攣のようすからして絶対にあり得ないと思った。しかし彼は極度に神経質になっており、しかも自己暗示にかかっていた。ある理論が先行するとすべての現象はそれに従って排列されてしまう。しかも彼の神経は疲労の極に達しているのだ。四月以来理性と合理とを抑圧され続け、窒息せんとする生命の苦しみに悩み抜いてきた彼の心持は察するに余りあった。私はしばらくようすを見た後、もう大抵大丈夫だから余り心配しないようにと欣二君にも兵隊達にも言って戻った。

ところが翌日の三時頃だったと思う。兵隊が走って来て、またまた大島大尉が痙攣発作を起こし非常に差し迫った状態にあると告げた。そして本間大尉にすぐ来てくれとの伝言だと付け加えた。行ってみるとようすは昨日と全く同様だった。彼は腹を波打たせながら酸素吸入を命じ、ビタカンを皮下にまた静脈内に打たせるのであった。今度の発作は昨日のそれの二倍近くの時間続いた。息も絶えそうなようすで彼は「頑張るぞ、なにくそ頑張るぞ」と叫んだ。「日本万歳」とも叫んだ。しかし脈は悪くなかった。心臓は速かったがしっかりした鼓動を打っていた。しかし兵隊達はやはりもう終りだと思っているらしかった。彼等は上官として最も有能な、そしてその故に信頼を捧げてきた分隊長を身じろぎもしないで見守っていた。まもなく、彼の息がやわらいできた。そしてぐったりとした疲労が彼のからだを捕えた。

発作の経過を初めて観察して私は迷わざるを得なかった。痙攣は典型的なテタニーであった。酸素吸入が効かず、むしろ発作の経過を長びかせる点もこれを裏付けるものだ。そうすればビタカンを打ったり、呼吸の回数を増したり、いたずらに騒いだりすることは、かえって増悪させるのみだ。しかし血中カルシューム量を測ることなどはもとより不可能であった。もう一つ考え得られるものはヒステリーだった。彼の性格と今までの経過を眺めるとこれを否定できなかった。しかも彼は今クラーレの中毒にかかっているという自己暗示にかかっている。自ら咽喉を刺戟して嘔吐を試みたり、日に数回無理に排便しようとしたりしていた。

私は二〇ccのカルシュームを注射筒に吸い込み、それを手に持って彼の室の戸を開いた。夕闇の濃くなった部屋の隅に彼は横たわっていた。今の彼にとって私は唯一の頼りであった。私は言った。「わかった。もう絶対に大丈夫だ。もう二度とは起こらない」彼は顔をこちらに向けてやや挑むような調子で言った。「何だ、ハーイプシロン（ヒステリー）か？」「ううん。何しろもう大丈夫なんだ。原因はわかったんだ。カルシュームマンゲル（カルシューム不足）だと思うんだが」私はゆっくりと注射液を多数の針の跡が残っている彼の静脈に注いだ。その夜、あるいはと思っていた報告は来なかった。発作は再び起こらなかった。しかし何十本のビタカンで鞭打たれた心臓は疲れ、筋肉の摩擦と強制された呼吸頻数によるエネルギーの損耗は大きかった。かてて加えて過度に緊張し続けてきた神経が急激に弛緩してしまった。二日後、初めは眼結膜に、それから次第に全身の皮膚に黄疸が拡がっていった。疲労の谷に棲む眠りの精が彼をとらえた。彼はうとうと眠り続けた。嵐の後のなごやかさが彼の閉じた眼の縁に漂っていた。彼は徐々に回復していった。六月に入ると彼は起きられるようになった。朝夕廊下に出した長椅子によりかかって本を読み、私達と話をした。

六月三日は迫ってきた。私は原稿を書き、集めた資料を整理し、グラフを描いた。参考にすべき文献などはもちろん一冊もなかった。小さな内科書が一部あるだけであった。前の日に私は彼のところに原稿を持って行った。彼は充分だと言った。それでも二、三箇所適切な訂正をしてくれた。私は夜遅くまでかかって表を書いた。研究会には三十名近くの陸海の軍医官が集まった。大島大尉及び私の演題は「当基地に流行性に発生したいわゆるカタル性黄疸について」であった。緒言において私は簡単な歴史及び原因説について述べた。次に当地における発生状況の概略を述べ、伝染性に多発した例証をあげた。従来定説がなかった潜伏期に関しては我々の主張を実際の症例を引用しつつ説明した。定型的の経過を取ったと考えられる例十を挙げて表示した。感染率と発病率との懸隔、並に原因について検討し、最後に治療及び対策に言及した。要した時間は約二十五分であった。研究会終了後艦隊軍医長は「これは大物だね。今後もよろしく頼む」と言った。軍医会誌に掲載するから書類を提出するようにとのことであった。一週間の後に砲弾に吹き飛ばされた兵舎とこの原稿が運命を共にするとは。

病室に戻ると欣二君は廊下の長椅子にいた。私を見て微笑みながら「御苦労さま」と言った。まだ黄疸は完全にとれてはいなかった。しかし口元の微笑は彼の本来のものだった。北アルプスの微笑だった。私は手摺に腰かけた。二人はしばらく和やかな空気に包まれたままでいた。バナナの葉陰から見える青い海は白い日の光に満ちていた。その遠く向こうに我々の住んでいた土地が横たわっているはずであった。

しかし戦雲はスコールのように急速に我々の頭上に迫りつつあった。六月三日に我々の偵察機は遠くメジュロに強行偵察を行い、大輸送船団を伴う米国機動部隊が碇泊中であることを確認した。六月五日に再度同所を偵察した飛行機は、前記艦隊がまさに行動に移ろうとして活況を呈していると報告した。六月七日に三度同所の上空に到着した第三の偵察機は、既にメジュロが空虚となっているのを発見したのであった。しかし我々はもはや遠くに集結した敵艦隊の存在を知ってもこれを攻撃する飛行機と手段とを持っていなかった。偵察機の報告は単にそれのみにとどまるのであった。ニューギニアの西部か、パラオ辺りに上陸するのだろうという説が多かった。ア号作戦——「敵艦隊をフィリッピン近海まで誘導し、そこに達するまでにニューギニア及びパラオ、マリアナの諸基地から挟撃して勢力を減殺しておいて艦隊決戦とする作戦は余りにも強引であり、敵がその手に乗ることはあるまいと我々は考えた。六月八日の病室の士官室で我々は、敵はマリアナに来るのではないかと話をしていた。六月九日に内地向けの飛行機が一機出た。私は手紙を託し、中に欣二君の撮ってくれた写真を入れた。病室の手摺によりかかって海を眺めている背後を写したものであった。その裏に私は Heimweh（郷愁）と書いた。

六月十一日の昼近く、一機の哨戒機《しょうかいき》はテニアン南方わずか二百浬の地点で米国機動艦隊と遭遇した。百五十浬の距離から攻撃機が離艦するとすれば、空襲は二、三時間の中に迫っているはずだった。警戒警報の発令と共に基地はごつた返した。ア号作戦のためニューギニア、パラオ方面に飛行機を移動しつつあったので、サイパン、テニアンに戦闘し得る機数は少なかった。それでも二、三十機の戦闘機が相次いで離陸した。私は病室に行った。医療品を防空壕に移さねばならなかった。欣二君はもう軍服に着換えてあれこれ指図していた。彼はまだ健康を取戻してはいなかった。幾分やせて元来細い首が一層細くなり襟がだぶついているのが印象に残った。

三時にならないうちに不吉の余韻を曳きながら空襲警報が鳴り出した。いつもと変らない睡気を催すような昼下りの兵舎が並び、日光が暑く、微風が木の葉を揺がせているのに、およそこれらの感触と全くかけ離れた陰惨な響きを立てて空襲警報は鳴った。兵隊達は続々と防空壕に駆け込み、不気味な静寂が登場してきた。

空襲は日没まで執拗に繰返された。我々は一歩も防空壕から出ることができなかった。防空壕そのものが危険に瀕した。一つの防空壕は直撃を受けて、中にいた兵隊は即死した。夜が来ると皆はほっとして空気を吸った。しかし我々には患者の搬送及び処置という仕事があった。欣二君は防空壕の前で懐中電燈の光を頼りに応急処置を施していた。空襲は翌日も翌々日も少しくも緩まずに続いた。蒸暑い防空壕の中で我々は汗をぬぐいながら急降下の爆音や炸裂《さくれつ》する爆弾の震動を身に沁みて味わった。病後まだ回復し切らない欣二君にはかなり応えたに違いなかったが元気はわりにあった。彼はごくごくと喉を鳴らして水筒の水を飲んだ。もはや味方の飛行機は一機も飛んではいなかった。地上に在るものの大半は破壊され尽した。地上砲火も既にほとんど沈黙して、敵機のみが自由に飛廻っている状態となった。六月十三日の朝十時頃であったろう。急に四辺が静かになった。我々は戸を開けて防空壕内の熱気を追い出そうとした。すると一人の兵隊が「船が見えます」と叫んだ。「軍艦です」艦隊が来たのだと誰かが言った。そんなはずはないと欣二君が言った。我々はぞろぞろ防空壕から出てみた。なるほど西北方の水平線上に点々と船影が見えた。それらは見る見るうちに近づいて来た。そして七千メートルばかりの所で横隊となって我々の方に艦腹を見せた。戦艦があり巡洋艦があった。艦型は日本のものでなかった。大島大尉は地に両膝をつき腕を組んでまばたきもせず視線もそらさずに艦影を眺めていた。「日本の艦じゃない」と彼は言った。ずずんという重たい砲声が伝わってきた。見るとサイパンのタッポーチョの山麓にもくもくと中腹に及ぶほどの巨大な白煙が上った。十分も経たないうちに、テニアン基地の飛行場に地響きを起こして、轟然《ごうぜん》巨弾が炸裂し始めた。飛行場にいることは的の中に身を置くようなものであった。我々は飛行場と西側海岸との中間にある排水溝に移った。息もつけない空襲が再び始まった。観測機は始終頭上に在って艦砲を誘導していた。

午後の三時には水平線まで海を埋めるほどの輸送船団がひしひしとつめかけて、サイパンに向って上陸を開始した。四時半になって爆音がおさまった。小高い所から見渡すと数百隻の艦船が水平線の彼方まで続き、船団とサイパンとの間を無数の舟艇が蟻のように往復しているのであった。上陸地点はテニアンに面した海岸であった。既にサイパン水道に駆逐艦や病院船が悠々と入って来ていた。

飛行場に行くと、司令が、敵が上陸して来たらこれをやるぞとチャンバラの真似をして見せた。しかしまだ部隊は集まっていなかった。我々は拳銃に装填したり試射したりした。我々の兵舎は跡かたもなく焼け崩れていた。病室へ行ってみると、砲弾の直撃を喰ってくず折れ硝子や板の切れ端が散乱しているばかりだった。無電の鉄塔は傾き、司令部のあったコンクリートの建物は骸骨のように空洞になって、中でまだ火がくすぶっていた。昨日まで映画を写していた広場も砲弾で耕され、樹木は枯木となっていた。もはや我々の住んでいた基地は何処にもなかった。廃墟のみが眼の前にあった。我々は焼あとから缶詰を掘り出した。その日彼が防空壕から出て来た時のようすが妙にはっきり印象に残った。司令を取囲んで殺気を含んだ慌しい空気があった。ある者は各所に退避している兵隊を集めろと怒号し、ある者は刀を抜き拳銃を調べ、ある者は前後の作戦を講ずるなど、誰の眼も血走っているようすだった。この時私は飛行場の方からゆっくり歩いて来る彼の姿を認めた。ほとんど沈んでしまった夕陽を斜めに浴びながら、ポケットに両手を突っ込み、例の軽度のがに股で大股に歩いて来るのだった。張った両肩と喉仏の突出た細い首。そしていつものような穏やかな顔貌とそれにも増して澄んだ瞳。教室から出て来た時の彼、病室に入って来た時の彼、アルプスで山を見上げていた時の彼の姿であった。終日続いた砲爆撃の地響きの名残を全身の皮膚になお感じながら、私の心は欣二君の静かな湖水のような眼に会って、不思議な落着きと和やかさとに満たされていった。期待された米軍の上陸はなかった。サイパン戦が一段落するまでは上陸して来ないことが明らかとなった。六月十五日の午後、ア号作戦が発動され、何回目かのZ旗がまたもや掲げられたという報告が入った。連日、砲爆撃の下にあった将兵達はいよいよ艦隊が来るぞと言って喜びあった。十六、十七、十八日と日は経っていった。しかし砲爆撃の激しさは変らず、海を覆って二つの島を取囲んでいる米艦船は動かず、サイパンの米軍陣地は着々と拡大しつつあった。二十日、二十二日、二十五日と過ぎていくに従って、全島民と全軍との希望の色は米軍の砲爆撃の激しさに反比例して褪《あ》せていった。サイパンの上陸地点には早くも海岸砲が据付けられて、テニアンに向け昼夜となく砲弾が落下するようになった。夜になると米軍の占領地点には明々と電燈が並び、新しい町が現出していた。

　私の部隊は海岸におり、欣二君の隊は後方の丘の上にあったので、私は彼と会うことはなかった。私の部隊の武装といっては、兵隊の約三分の一が小銃を持ち、残り三分の二は竹槍と四、五個の手榴弾を持っているに過ぎなかった。昼間は一歩も歩けなかった。骨の髄まで震動するような地響きと轟音との中に毎日毎日が過ぎて行った。

テニアンの甘藷畑は赤茶けた枯野のようになっていた。飛行機がガソリンを撒いて焼いていくからであった。栄養不足と疲労と不断の震動とが神経を磨滅しつつあった。我々は夜になると活動を始めるのであったが、もはや鉄かぶとなどを持ち歩くものは一人もなかった。行動に少しでも邪魔になるものはすべて捨ててしまった。砲弾が落下しても弾片がひゅるひゅると耳をかすめても、身を伏せたりしなくなった。むしろ頭に当ってくれと願う気持が強かった。死は誰にとっても当然の成り行きだった。六月の末ラソ山の司令部の洞窟で私は欣二君に会った。彼は見違えるように元気そうになっていた。黄疸の名残はどこにもなかった。私がからだの調子を尋ねると、もう何ともないと言った。夕闇の中を彼は陸軍の野戦病院に私を連れて行った。彼は一人の兵隊の瓦斯壊疽を起こした脚の切断手術をそこに依頼していた。野戦病院は焼けた甘藷畑の真中の地下に在った。やっと背が立つほどの高さと、十畳ばかりの広さとを持った隆起珊瑚礁の洞窟であった。黒い遮蔽幕を押分けて入ると、薄暗いランプの下で上半身裸の軍医が二人汗にまみれながら手術をしていた。私は時間が迫っていたので、そこで欣二君と別れた。七月も五日となり十日となり二十日となった。サイパンの電燈の灯る地区はほとんど全島に及んだ。

テニアンは到るところ耕され、町は廃墟となり、秋の枯野のような甘藷畑が内臓の露出した傷口を見るようにいたましかった。七月の二十日頃だったと思う。司令部の洞窟で私は再び欣二君に会った。私が入って行った時、軍医長と話している彼の後ろ姿がすぐわかった。刈り上げてさっぱりとした首筋が眼についた。じきに話が済んで彼は立上った。私を見て彼はやあと言った。からだの調子はこの前会った時よりなお一層良さそうだった。ゆっくり話している時間はなかった。「また来るかい」と私は言った。「うん」と彼は言った。「じゃさよなら」彼はいつものすずやかな微笑をちょっと口辺に洩らした。

しかし我々は二度と会うことはなかった。七月の二十四日に米軍はすさまじい艦砲の斉射の後、簡単に島の西北岸に上陸した。そして二十五日の夕方にはラソ山のふもとまで迫って来たのであった。戦闘と呼び得るほどの戦闘はなかった。昼間は一歩も歩けないのであった。飛行機と戦車の前に、突っ込んで行く部隊は雪の塊を火中に投げ込むと等しく音もしないで消えて行くのであった。ガダル以来少しも変化のない夜襲もまた、敵軍に損害を与えることはできなかった。司令部は一時も長く本島を確保せよという大本営の命令に従って二十五日夜の出撃を取り止め、島の南端カロリナスに移動した。私の部隊は米軍の上陸地点にいたため既に全滅していた。司令部に軍医長以外の軍医官がおらず、患者の治療に手不足であったこと、及び私の部隊の患者が司令部に来ていたことのため、私は司令部に派遣されていたのであった。

七月二十八日にはカロリナスのふもとのマルポの井戸が敵軍の手中に陥ちた。三十日に米軍の戦車は台地の上に登って来た。司令部はカロリナスの南端に移った。大腿部骨折の航空参謀は動けなかった。自決の後始末のために私は一人後に残ることを命ぜられた。狭い岩壁の裂け間に彼は背をもたせて座っていた。少佐になったばかりの、やせて、ひ弱な神経質型の男であった。彼は軍人勅諭を朗読し始めた。爆音と砲音と土煙が絶え間なく我々を囲んだ。読みおわって彼は一発試射した後、おもむろにこめかみに拳銃を当てた。鼻血がどうどうと流れ出すと彼の頭は居眠りしている人のようにぐらぐらと揺れてだんだんうつむいた。喉がごろごろ鳴った。しかし彼は座ったままついに倒れなかった。私は拳銃をそっと手から外した。そこに輸送機隊の軍医長が来たので一緒に司令部に行くことにした。しかし台上の路は既に敵軍に遮断されていた。夜を待って我々は照明弾の降ってくる中を崖づたいにジャングルの中に滑り降りた。ここにはまだ島民達がうろうろさまよっていた。路傍の死体の中には女子供のものも認められた。特異な屍臭がふんぷんと鼻をつき、真っ白に蛆《うじ》のたかった顔や肩がそこここに見え、子供を海に投げ入れて悲痛な吐息をつく母もあり、今や全島は地獄の火の燃え広がった島であった。司令部に向って心は焦ったがジャングルの路ははかどらなかった。

翌朝、すなわち三十一日の十時頃、我々は欣一君の部隊の兵隊に出会った。大島大尉を知らないかと私は尋ねた。「戦死されました」と二、三個の手榴弾しか持たない兵隊は目を伏せて言った。一瞬砲声は恐ろしく遠方に遠のいた。指揮官と共に防空壕で作戦を練っている時に、戦車砲の直撃を受けたというのであった。もうこの土地に彼はいないのかと私は思った。日の光と揺れている木の葉が私の眼に映った。もうこの空気を吸ってはいないのかと私は思った。無数の死骸と無数の死の中に在って不感性となっていた私の心に彼の死は鐘のような余韻を引いた。彼は微笑んだ。私もじき行くんだと思った。彼は微笑んでいた。安らかな寝顔であった。彼の瞳は最後まで澄んでいたに違いない。洞窟の奥に引っ込んだきり出てこない将校がいた。あるいは敵弾の中をわざと大きな姿勢で歩く兵隊がいた。彼はそのどちらでもなかった。悲観も彼の口から洩れたことはなかった。教室にいる時のように、彼は常に自分の仕事に真っ直ぐに向っていた。静かな湖面のように澄みきった科学者の姿勢で壕によりかかっている彼が見える気がした。私もじき行くんだと私は思った。そして傷ついた輸送機隊の軍医長と共に起ち上った。雪崩のように砲声が近づいてきた。

（一九四九年『大島欣二追悼録』に所収）

本間日臣君の思い出
―死からの甦り―

土岐《とき》　正《しょう》

サイパン島が玉砕する直前であった。私の勤務していた赤道直下の孤島ナウル島（私はナウル島の第六七警備隊軍医長をしていた）では、アメーバー赤痢が流行して死者が続出した。薬がなく海水を利用してリンゲル液を造って注射したり、木を焼いて炭末《たんまつ》を造り下痢止めに使用したりして、原始的な治療を行っていた。

丁度その頃サイパン島から偵察機（彩雲）が飛来してきた。パイロットに「軍医官は誰ですか」と聞いたら、「本間軍医大尉」と答えた。本間大尉は昭和一七年九月に半年早く繰上げ卒業して、私の受持った分隊の軍医学生であった。懐かしく思い早速手紙を書いた。「ナウル島ではアメーバー赤痢が流行して死者が続出しておりますので、適当な薬があったら是非送って下さい」と。この手紙は幸いにも本間大尉に届き、次回彩雲がきた時にアメーバー赤痢の特効薬のサルファ剤が届いた。

早速使用したところ劇的に効いて、アメーバー赤痢患者は命拾いした。薬がある間は皆助かった。本当に感謝した。

本間大尉は前述の通り朝鮮の元山で教育した私の第三分隊に属していた、東大出身の優秀な軍医学生であった。元山から東京築地の海軍軍医学校に移り、三月に目出度く卒業した。

その時第三分隊の学生諸君からアルバムを記念に戴いた。そのアルバムの中に本間大尉の別れの言葉と写真が載っていた。その言葉は「**昼は日汝を打たず、夜は月汝を打たじ**」とあったが、その言葉の出所については皆目分からなかった。

私は無事復員してから約二〇年後、即ち昭和四一年にイエス・キリストを主と信じてクリスチャンとなりました。私の三人の男の子供も高校生の時に、私より先にクリスチャンになりました。ある日、長男がこのアルバムを見て、「お父さん、この言葉は旧約聖書詩篇一二一篇の六節のみことばですよ」と教えてくれた。早速聖書を開いて見たら、確かにこのみことばが載っていた。本間君は、学生の時に既にクリスチャンであったことを知った。詩篇一二一篇は素晴しいみことばですので、全文を掲載いたします。

詩篇一二一篇　都もうでの歌（新改訳聖書）

一　わたしは山に向かって目を上げる。
わたしの助けは、どこから来るであろうか。
二　わたしの助けは、天と地を造られた主から来る。
三　主はあなたの足をよろけさせず。
あなたを守る方はまどろむことがない。
四　見よ、イスラエルを守る方は
まどろむこともなく、眠ることもない。
五　主はあなたを守る方。
主はあなたの右の手をおおう蔭。
六　**昼は日があなたを打つことなく、**
夜は月があなたを打つことはない。
七　主はすべての災いから、あなたを守り、
またあなたの命を守られる。
八　主はあなたを、行くにも帰るにも、
今よりとこしえに至るまで守られる。

間もなくテニアン島は玉砕し、ほとんどの者が戦死した。本間大尉は至近距離に爆弾が落ち、その爆風で気絶し人事不省となって倒れていた。そこへ米軍が上陸してきて、まだ心臓が動いているのを知り、米艦に収容、手厚い治療を受けた結果生き返った。若しそのまま放置されていたら、完全に死んでしまったかも知れない。本当に死から甦ったのだ。神はすべてのわざわいから本間君を守り、いのちを守られたのだ。

本間君は生き返ったが、まだ戦争の真最中だったので、米本土に連れてゆかれ、アメリカにいて医学を勉強した。やがて日本に帰ることができ、東大第三内科に復帰、ついで虎の門病院に勤務、さらに順天堂大学内科教授となり、呼吸器病学界の権威者となった。一〇年程前に東京で日本医学総会が開催され、呼吸器疾患について特別講演をした時、彼にお目にかかるために上京した。軍医学校卒業以来実に四〇年振りであった。

元気な本間君に会って本当に嬉しかった。数日後本間君から次のような手紙がきた。

「先日は全く思いもかけず御元気な先生にお目にかかることができ懐かしくまた嬉しく存じました。わざわざ会場に御足労いただき有難う存じます。今後とも御自愛の上御活躍下さいますよう祈り上げます。」

死より甦った本間先生いつまでも元気で医学の発展のために頑張って下さい。お互いにクリスチャンですので、やがて天国でお目にかかり永遠に生き続けることができることを楽しみにしております。

ハレルヤ

〈海軍軍医会、楼医会発行の「温故知新」〈平成五年〉より〉

（注）土岐正氏は海軍軍医中尉に任官する前、六ヵ月間の基礎訓練時代の指導教官であった。

追悼記のあと・さき

――「サザーン・クロス」再録の謝辞に代えて――

「あさひ」十一号に「大島欣二追悼記」を、十二号に「その後」として反響の輪を掲載して下さり、おかげ様で旧制高校の同窓生はじめ未知の方々から身に余る言葉の数々をいただいたことを知りました。改めて感謝の言葉もありません。

テニアン慰霊行、半世紀を経て

羽倉先生ご一行がテニアン島を再訪された経緯や紀行記を感銘深く拝見しました。小生も数年前、角田覚治第一航空艦隊司令長官のご息女をはじめ、小生の目前で自決された航空参謀や、南溟《なんめい》の空に散った第一二一航空隊飛行隊長の未亡人の方々と慰霊の旅を共にし、現地を再訪しました。

今や無人に近い島となったテニアンは、もちろん当時と甚しく様相を異にし、邦人の汗の結晶、砂糖黍畑の整然とした畝《うね》の連なりは消え、雑木に蔽われた荒野と化していました。航空基地跡も、兵舎、病室をはじめかつての面影は跡形もなく、唯一残存しているコンクリートの崩れ残りの司令部庁舎の残骸のみが、これを取り巻いて右往左往していた若い兵隊達の群れを思い出させるよすがでありました。私の所属の第一二一航空隊が米軍の上陸に備えて守りについていた滑走路につづく海岸線は、岩礁《がんしょう》と低木と荒砂の浜が透明な海水に洗われていました。

カモメ二羽、みたまに迎えられて

この慰霊行で、一つだけ強烈な印象として現在もなお鮮明に瞼《まぶた》に浮ぶ情景があります。それは砲爆撃により基地が壊滅した後の一時期、司令部が置かれたラソ山を訪れた時です。ラソ公園として整地され神社もあった丘の上は、雑木の生い繁るにまかせ、頂上に到達するまで大変困難を極めましたが、サイパンを一望する頂きに辿りついて一息ついた時、真白なカモメが二羽、どこからともなくわれわれの頭上へ現われ、同じ位置を保ったまま離れようとしなかったことです。紺碧《こんぺき》の南洋の空を背景に、陽光を浴びた真白い羽根は透き通るように美しく輝いてこの世のものとも思われず、まさに畏友大島大兄をはじめとする戦友のみたまがわれわれを迎えているに違いないと心のたかぶりを禁じ得ませんでした。

今やサイパン・グアムは戦争を知らない世代の人々の観光地となりました。美しい珊瑚礁に囲まれた緑の島々は生れ変りました。しかし一方で、本年（一九九八年）二月九日号の"Time"は The American dream becomes a nightmare for immigrant laborers in the Northern Marianas との標題の下に、観光地の裏側のサイパンの現状の一端を報じています。米本土の法定の最低賃金よりも低い報酬と劣悪な住環境と労働条件とが提訴されているとのことです。私はチャモロの人々にとって島が楽園であり続けることを心から願っています。

とまれ、私は多くの戦友の血汐の滲み込んだ砂浜の上で、飲んだり食べたり踊ったりする気にはどうしてもなれません。私にとってこれらの島々は、私の戦後の生きざまを支えるバックボーンであり続けてきました。わが命ある限り亡き友人たちは共に生き続けており、それ故に生かされている限り何らかの使命が与えられているのだという信念の源となってきました。老齢の域に達した今も、この使命感は悠々自適の誘惑を拒否しています。

追悼記の用語について

さて、今回の「あさひ」の企画を羽倉先生からご連絡をいただき、オリジナルの追悼記を再読したところ、一、二気づいた点がありました。

この追悼記は昭和二十四年に出来ています。当初学友を中心とした身近な方々の思い出集の形をとったもので、いわゆる誄詞《るいし》ではありません。小生の記述の用語の中にも高校特有のものや医学用語がそのまま出てきます。会話の中の医学用語は止むを得ないかとも思いますが、特有な一高用語は解説を要するかもしれません。

たとえば一高組選というのは、端艇《たんてい》、野球、陸上競走のクラス対抗戦のことで、文科五クラス、理科五クラス計一〇クラスの一年生が選手、二年生がコーチの役割をつとめ、選手、コーチの入る寄宿寮の部屋を組選部屋と呼びました。

病院船氷川丸で出会った荒木ネバは級友荒木拓哉のことで、彼は自らを荒木寧波と名乗り、われわれは簡略にネバを愛称としていたのです。彼もまた昭和十九年西ニューギニアで戦死していることを知ったのは、戦後かなり年数を経てからのことです。ふり返ると三〇名足らずの理乙二組の海軍軍医としての戦死者は四名、一年上の級を加えると八名となります。大きな損失と思います。

この追悼記の輪がひろがることについては、皆様の評価をありがたく思う一方、私の心の奥底で、今は静かな憩いの中にある大島大兄がどう思うか、はにかみの顔で何というか、ためらいの思いがあります。

しかしここで私は、戦場へ出る前の数年間の貴重かつ切実な学生生活、大島大兄の姿が出没する時代について、テニアン戦記の背景としてその一端に触れたい衝動を抑えることができません。

大戦前夜の学生生活 ― その苦悩と精進

「自己の内奥《ないおう》深く沈潜せよ」。昭和十年代の前半に一高に入学した学生に与えられた言葉です。「軽挙妄動するな」。同窓会名簿を繰ると、昭和一ケタ時代の中途退学者が三〇～四〇名に達していることが目につきます。これは当時思想の取締まりが厳しく左翼思想の学生の検挙が相次ぎ、正義感と高い理想を持った有為な学生が学業半ばにして挫折するものが多かった時期で、学校当局の苦心の揚句の対策であったのでしょう。しかしその結果として、精神の自由解放を求め、みずから人生の目的を探求し、存在の意味を自覚しようと欲する精神的気運は全校にみなぎりました。理科においても哲学指向は強く、寄宿寮の級友の机上に積まれてあった書物からキェルケゴールの名をはじめて知ったのもこの頃であり、同級の矢内原伊作が京大の田辺哲学の下への自らの進路を決定しつつあったのもこの頃でした。

人間の存在とは何か、真実とは何か、実存とは、無とは……。課題はあまりに大きく、探索すべき書は多く、広く、深く、三年はあまりに短すぎました。かかる悩み多き日々の折々を、北アルプス紀行や組選や、三高との対抗戦や、日比谷公会堂の音楽会やコンパの騒ぎなどが点綴《てんてつ》します。またジイド、ロマン・ロラン、ヘッセ、ハイネ、マンなどの作品は心の休憩所でありました。なかでもマンの『魔の山』の中で、山の避暑地ダボスの療養所を舞台にしたイエズス会修士ナフタと理性主義者ゼテムブリーニの論争は、その展開の深さと広さの故にマンの人間の幅の大いさに感嘆したことを忘れません。

更に大学へ進学し卒業が近づくにつれ、死を含意《がんい》する暗く激しい戦雲と直面することになり、われわれは夭折《ようせつ》の予感の下に悔いのない数年間の生き方を模索する事態となります。高校時代に与えられた命題は再提起され、一層の切迫感をもって解決を迫ってきました。当時出たマルタン・デュ・ガールの『チボー家の人々』は「一九一四年夏」で出版が途絶、戦後まで中断しましたが、一次大戦の緊迫した空気が平和で豊かなパリのチボー家の家庭の中にまで容赦なく入り込んでくる描写は、現実感をもってわれわれの身辺にも迫ってきました。ゲオルク・ジンメルの小冊子『断想』はわが座右《ざゆう》の書となります。高校の頃、戦の足音はまだ遠方で足踏みをしているように思われましたが、大学になると、嵐を前にして刻々風速を増しつつある強風に身をもまれながら、それでも懸命に生きる小さな野草のような学生生活であったと回想します。テニアンにおける大島大兄との交流はこのような背景の延長上にありました。そして更に戦後へと引き継がれていきます。

戦後半世紀をかく生きて二十世紀をふり返る

医学部の級友の約二割を失って大学の医局に戻った当座、思い切り勉強出来ることのありがたさ、楽しさは、医局図書室で椅子をつないでの朝までの仮眠や重症患者のための徹夜や、乏しく粗末な食事などをものとも感じさせませんでした。それから半世紀、二十一世紀は目前となりました。われわれはどこへ向っていくのでしょう。またわれわれが生きたこの一〇〇年はどのような世紀だったのでしょう。

「良い時世であり、悪い時世であった。知恵の時代であり、暗愚の時代であった。信仰の時代であり、不信の時代だった。光明の時節であり、暗黒の時節だった。希望の春であり、絶望の冬であった。前途洋々であり、先行き何も見えなかった。」これは私の書棚から取り出した昭和十一年版の岩波文庫チャールズ・ディケンズ著『二都物語』(佐々木直次郎訳)の第一巻「甦る」第一章「時代」の冒頭の記述を私が常用漢字に改めたものです。一八五九年初版のこの小説は、フランス革命前後の時代のロンドンとパリを舞台としていますが、われわれの生きた二十世紀の特徴をあまりにもぴったり表現しているのに驚かされます。ディケンズという作家は、呼吸器専門医にとって、ピックウィック症候群という病名を通して親しい作家です。彼の小説『ピックウィック倶楽部』に登場する肥満で居眠りばかりする少年から病名がつくられたからです。ところでディケンズのこの記述のように、前世紀も同じような印象を人々に与えた世紀だったのでしょうか。あるいは人類の生きる歴史はどの世紀も同じようなものなのか。しかし一方で史家は言います。二十世紀のような悲劇的な世紀は、人口の激減をもたらしたペスト禍の十四世紀と三十年戦争の十七世紀しかないと。

二十世紀の半ばまでは暗い出口の見えない閉塞感がみなぎっていました。一九五〇年代のはじめにベストセラーになったゲオルギュウ Gheorghiu の小説『二十五時』は、故国ルーマニアでは発行できず、一九四九年パリで出版されました。「二十五時は鳴った。ヨーロッパは既に存在しない。ヨーロッパ文明は死滅した」を主題とするこの小説は、何の咎もない善意の人々が次第に抹殺されていかねばならないという読者にとってやり切れない暗い悲劇を舞台として、「世界は人間に属することをやめた。ヨーロッパは米ソ二超大国によって二分され主体性を持つことはもはやない。また人間と機械との交配によって生れた奇妙な雑種、心臓の代りにクロノメーターを持っている退化種族によって人は地球から駆逐《くちく》されつつある。彼らの顔は人間に似ており、しばしば人間と混同されがちだが、彼らの振舞いは機械である」と訴えます。

ゲオルギュウの嘆きから半世紀、ヨーロッパに奇蹟の復活の兆しが現われます。パックスルソ　アメリカーナの破綻から歴史の舞台の大回転がまわり始めます。次の世紀は間近です。われわれはどこへ向うのか。ワープロの普及は、国語ひいては固有の文化を変革し、パソコン・通信衛星の普及は、国・地域の特殊性の消失をもたらします。人間の主体性回復を目指す第二のルネッサンス運動が切実に望まれます。

一八九一年、Rerum Novarum（教皇の回勅）の中で、レオ十三世は「資本主義の弊害と社会主義の幻想」を説きました。一〇〇年後の一九九一年五月、Rerum Novarum 第二でヨハネパウロ二世は「社会主義の弊害と資本主義の幻想」を説きました。一〇〇年前には、原始資本主義制度の下で富が偏在し、貧困と搾取《さくしゅ》の中で公正かつ人間的な社会主義社会を夢に見、一〇〇年後には「独裁者による管理社会の下での人間的尊厳の喪失から、再び修正資本主義への回帰」を試みることになります。

しかしこんどはもとへ戻るわけにはいきません。資本主義と社会主義とを超えてリベラリズムの立場を貫く制度主義への希求です。一九一七年のロシア革命に始まり、一九九一年のソ連崩壊に至る七〇年間にわたる壮大なマルクス主義の実験が、無数の犠牲者を出して無残な結末を迎えた現場をわれわれは目撃しました。正義感あふれる多感で純粋な青年達を惹きつけた昭和初期の光景も記憶に残ります。

二十一世紀へ新しい智のパラダイム

私は臨床医学という実証科学の世界に生きてきましたが、科学思想のパラダイムも、直線の要素還元法を基本とするパラダイムから複雑系の科学へと変容しつつあります。ファジー、カタストロフィー、カオスの理論は魅力的に映ります。構成要素の総和が必ずしも全体とはならないという智のパラダイムは、数学、物理学、生物学、経済学の多領域に新しい風を吹き込みつつあります。

世界史大転回その中のわが仲間たち

これらの世界史転回の中にあって、私の友人達はどう生きてきたのでしょう。

一五年前、長い思索の年月を積み重ねて定年退官を迎えた京大哲学の上田泰治君は、ヘーゲルの『近世哲学史』上下の他、ホワイトヘッドの訳著と『論理を求めて』の著書を贈ってくれました。夏の一日、龍安寺近傍の上田君の家を訪れた時に肌で感じた「宇宙の静寂」とも形容すべき異常な静もりは、京都の静けさに彼の身辺に漂う静けさが重なり合った特有のものと解されました。また同じ時期に中村真一郎君は、文芸活動の集大成として『四季』『夏』『秋』連作を贈ってくれました。冬の部は老年期を氷の美に模して構成したとのことです。彼の芸術的精進の総決算の記念碑を意図したという労作によって、久し振りに大作の読後感を味わうことになりました。生の原理、存在の理法の一点を凝視して数十年を生きてきた二人の畏友の畢生《ひっせい》の仕事に接するという感動に包まれたことでした。更に宇佐見英治君からは珠玉のような自選随筆集『樹と詩人』『石の夢』『死の口』『夢の口』『雲と天人』『明るさと神秘』などを与えられました。完璧な文章とはこのようなものかと言えるような美しい文字遣いは、現代の文章軌範とたたえられるのも無理はなく、これも長年の研鑽の結晶と感じ入りました。

大島大兄はじめ同じ戦に散ったクラスの面々も、天職に全力を集中してこの三人と同じような歩みを続けてきたに違いありません。それぞれ立派な業績集が生れたことを疑いません。そしてその折々に彼らが何というか、どのような卓抜な警句、アイロニー、比喩、皮肉、風刺によって私を啓発したかは容易に察せられます。わが生ある限り彼らは私と共にあります。彼らの夢、志を具現することも使命と心得てきました。前世紀までの国家至上主義、帝国主義、植民地主義は今世紀初頭に終焉を迎えていたにかかわらず、わが国のリーダーがこの世界史の変遷を理解せず、国を滅びにみちびいたのはかえすがえす残念ですが、その時期に生れ合わせ、これに殉じなければならなかった無辜《むこ》の青年達を哀惜する思いは時を経ても褪《あ》せることはありません。

老いて今、恩寵のとき

「老年というものが素晴らしい自由と純粋な必然性とを与えてくれることがあるものだ。生と死のはざまの恩寵《おんちょう》のときを満喫しなくてはならない」とは実存哲学以後の二十世紀の哲学者ドゥルーズの言葉です。義務、責務、儀礼、義理、さまざまなしがらみなどからのいくばくかの解放が、今の私がありがたく享受している自由感を与えてくれます。

この世紀、私と共にあった友人たちとこの恩寵のときを満喫し、自由を分かちたいと願っています。

「追悼記のあと・さき」の「あと」が自然のなりゆきとはいえ長くなりました。師友、学友、畏友、盟友、莫逆《ばくげき》、心腹などの表現のどれもが当てはまるような友人たちとの交流が私を絶えず支え、励ましてきてくれました。

その恩恵を噛みしめながら、この世紀の移り変わりのその時々の彼らと共有したであろう認識と感懐の一端を述べました。わがままをお許し下さった本誌編集の皆様に重ねてお礼申し上げます。ありがとうございました。

（注）本間日臣『テニアンに捧ぐ鎮魂のうた』—二十一世紀への祈りをこめて—より（朝日生命糖尿病研究所発行）

第三章

「呼吸器病学」展望

呼吸器病学と肺生理学

呼吸器病学の領域において肺の病態生理学が重要な位置を占めることはいうまでもない。一九五〇年を境として肺生理学の面から、呼吸器疾患が新しく見出されたりあるいは見直されたりした例は枚挙にいとまがない。形態学の面からの探索方法のみしか持たなかったそれまでの時代に比べれば、機能的探索法の導入は、心肺疾患における病態生理の知識の飛躍的な向上をもたらした。

たとえば、右心と肺との関連性についてのわれわれの知識は、一九四〇年までは薄暮の中の低迷をつづけていた。一六二二年から一九二〇年までの三〇〇年間に、William Harvey, Morgagni, Laennec, Vichow, Cohnheim, Curshmann らによる右心の働きから肺気腫心と呼ぶに至るまでの報告は、断片的かつ間歇的である。ところが一九四四年 Cournand らのグループが、彼らのカテーテルの先端を人間の右心へ到達させた瞬間から心肺生理学は歴史の曲り角をまわって急展開をはじめた。それまで不可能であった幾多の先天性心疾患の診断が可能となり、呼吸障害の機序が解明せられ、手術の適応が改善され、新しい病名が分類表へ登場し、この領域の研究は奔流のように量と速度とを増し、数年の間にけんらんたる花を咲かせるに至った。

この開拓の最初の鍬を打ち込んだ二人の協同研究者A．F．クールナンとD．W．リチャーズがノーベル賞の栄誉を荷なったのは一九五六年である。当時のNew York Bellevue HospitalのChest Clinicの彼らの下には、Harvey, Ferrer, McClement, Briscoe, Fishman, Bader兄弟ら新進気鋭の若手研究者が熱気をはらんで仕事をしていた。しかし、J. Burns Amberson Jr. 教授をヘッドとするこのクリニックには、病理、細菌、肺外科の面でも最先端の研究者を擁していた。コロンビア大学Bellevue Chest Clinicはその生涯の中で最高潮の時を刻みつつあったと回顧する。今ここに残るものはMcClement一人で、Amberson Lectureがかつてのおもかげをとどめるのみである。

筆者は、しかしここで盛者必衰の感傷をのべるつもりはない。呼吸器病学という学問の生々流転の姿の一端から一九七〇年代の行方をながめたいと思ったにすぎない。

塞性肺疾患という用語が登場してきたのは一九六〇年前後からである。気管支喘息、慢性気管支炎、肺気腫症を臨床的に鑑別診断を下すことの難しさに端を発し、肺機能的に閉塞障害を示すという理由で一括されてできあがったこの用語の与えた困惑から病理学者が脱け出すには長い年月を要した。閉塞よりもむしろ気道の拡張のある肺気腫がなぜ閉塞性疾患であるのか、中小気管支の慢性炎症が、なぜ閉塞性疾患であるのか、すなわち機能と形態との間の谷間は大きく深かった。この間隙は、少しずつ埋められつつあるけれども、なお未解決の部分はひろい。病理学者からみればこの便宜主義的な用語を臨床上の便法としては認めても、病理の診断名としては全くナンセンスということになる。

肺生理学の隆盛は、一時それによってのみ未知の問題が解決され、病態の把握が完全であり、診断が可能であるかのような錯覚を与えた。新しく開発された肺生理学に内在する問題は次から次へと研究者の興味をそそり、その心を吸いつけた。その結果、多数の業績が陸続として発表されている。それはそれでよい。ただ、これを実地臨床に応用する段階で、呼吸器専門医が、これらの知識をどのように生かすかの問題はおのずから別である。

一九七〇年以降の呼吸器病学進歩の歴史の中で、肺生理学の位置づけはより明瞭となるにちがいない。時計の振り子のような振幅をえがきながら、それはより至当な地位に近づいてゆくはずである。

（「呼吸と循環」一九七二年九月）

近代呼吸器病学の軌跡と展望

近代呼吸器病学は、二〇世紀の後半すなわち一九五〇年の初頭から始まる。わが国の呼吸器病学関連学会の生い立ちをふり返ると、日本胸部疾患学会は一九六一年、肺癌学会は一九六〇年、気管支学会は一九五六年、サルコイドーシス学会は一九八六年にそれぞれ発足し、伝染病学会が感染症学会と改称したのは一九二六年である。

長い伝統を持つ日本内科学会、結核病学会、アレルギー学会など既存の諸学会の隊列へこれら新しい学会が続々参入した経緯は、一九五〇年以後の呼吸器病学の領域の拡大と進展の証跡である。またこれら新学会のほとんどが一九六〇年以後の誕生であることは、第二次大戦および戦後の被占領国としての鎖国状態と疲弊のため十年以上米国の後塵を拝していた（欧州も同様）ことを示すものである。

ところで時の流れは永遠不断であり、研究もまた継続されていくが、その流れの処々に人工的区分をつくり道程表を立てることの意義は、現在自らが立つ歴史的立場を確認し、過去の足跡をまとめ、未来への軌道を確立することにある。面白いことに十年 decade を一単位として区切ってみると、それぞれの年代の特徴的な傾向が認められることである。そこで十年の節目ごとに呼吸器病学の軌跡を辿り今後の展望のよりどころとしてみたい。

一、一九五〇年以前の時代

筆者の医学生時代（一九四〇年代前半）の臨床講義に出た呼吸器疾患は、まず結核（肺結核、粟粒結核、胸膜炎、膿胸、カリエス、腸結核、冷膿瘍など）でその他肺炎球菌肺炎、肺膿瘍、気管支喘息、気管支拡張症、珪肺、自然および人工気胸などであり、肺癌、肺気腫症、間質性肺炎、サルコイドーシスなどは聴講の記憶がない。すなわち呼吸器疾患イコール肺結核の時代であった。しかし非結核性呼吸器疾患が少なかったのはわが国だけではない。

好著として知られた Coope, R. 著 Diseases of the Chest. Livingston, 一九五一の目次をみると結核関連リストの他には、肺癌、肺虚脱、気管支炎と肺気腫症、肺線維症の章が目につく程度であり、しかも肺線維症の章はわずか三頁で内容は瘢痕組織の線維化で局在性のものの記述であり、びまん性については触れるところがない。diffuse interstitial fibrosis や呼吸機能検査法が登場するのは Hinshaw, H. C. の Diseases of the Chest. Saunders,（一九五六）においてとなる。

二、一九五〇年代　―心肺生理研究発展の時代

すべての呼吸器疾患が呼吸生理学の面から評価された。その好例は、肺線維症の型と分布とを換気、拡散、肺循環障害と結びつけて分類した Spain, D. M. の分類である。（Am. Int. Med. 33：1150、1950）。心カテーテル法は一九二九年に Fossmann が報告したが実際の臨床応用の端緒は、Cournand, A. の Proc. Suc. Exp. Med. 誌での発表（一九四一年）からである。これに触発された心肺機能研究は、検査機器の開発普及とともに急展開し、若い学徒の関心を奪った。まさに近代呼吸器病学の夜明けである。Richards, D. W. と Cournand, A. の一九五六年度のノーベル生理学・医学賞の受賞はこの十年を象徴する。肺病態生理学や呼吸機能についての新しい概念が続々と生れ、新しい装置の開発が相次ぎ、換気、ガス交換、肺循環についての検査法の信憑性《しんぴょうせい》と測定意義が一定の見解に到達するまでに払われた歳月である。

これに伴って新しい疾患名や症候群が登場する。それらは現在消失したものもあるが、COLD拘束性肺疾患、拡散障害性肺疾患、肺胞低換気（または過換気）症候群、肺胞―毛細管ブロック症候群、Pickwickian 症候群、右心不全、肺性心、呼吸不全などなどである。一九六〇年に近づくと、呼吸不全の救急治療やリハビリテーションの先駆が現われる。

三、一九六〇年代　―肺の代謝・内分泌機能研究発展の十年

この年代の特徴は、Bahkle, Y. S. & Vane, J. R. 著 "Metabolic Functions of the Lung" Marcel Dekker, 1977 と Becker, K. & Gazdar, A. F. 著 "The Endocrine Lung in Health and Disease" Saunders, 1984に代表される。肺の代謝機能は、肺表面活性物質の、内分泌機能は、ホルモン産生肺癌の研究がきっかけとなる。hyaline membrane disease（Avery, M. E. & Mead, J. 1959）なる新語が生れさらにＩＲＤＳ、ＡＲＤＳなる病態が注目され、無気肺、肺胞蛋白症の発症機構が新しい光に照らされた。一方、肺の灌流実験法の導入は、血流灌流下で摘出肺の血管床における諸種血管作動性物質の瞬間的な活性化、不活化を経時的に観察することを可能とし、ＰＧ代謝のように、人工的操作つまり既知の物質を添加または除去することによって作動性物質の一連の連鎖反応が明らかとなり、その構造式や作用時間や介在する諸酵素が次々と見出された。アラキドン酸カスケードの全貌が明らかとなる。

また、肺癌とくに小細胞癌とカルチノイドの研究は、肺の内分泌細胞を増殖した形で観察する機会を提供した。加えて電子顕微鏡、走査電子顕微鏡、免疫組織化学の手法の導入による分泌細胞の形状と分泌顆粒の確認は、内分泌臓器としての肺の一面を浮き彫りにした。内分泌細胞がアミン類、ポリペプチド、ＰＧを産生することの証明がなされ、ホルモン産生肺

癌にそれまで冠せられてきた ectopic の文字は消滅した。

つづいて á-AT, ACE の作用機転についての研究が展開する。á-IAT 欠損者の肺気腫症例についての一九六四年の Erikson の報告以後この蛋白分解酵素阻害性蛋白質の研究は、その亜型、遺伝形式、遺伝子構造、臨床的表現の解明など広く深く進展して現在に至っている。

また肺表面活性物質についての現在までの研究の詳細は、吉田清一編『肺表面活性物質の現在』真興交易出版、一九九〇によくまとめられている。

四、一九七〇年代 ―肺の防御・免疫機能研究進展の十年

この背景には一般の基礎免疫学の急展開がある。一九六一年に Myrvik が動物の肺から洗浄法によって肺胞マクロファージを集めその動態を検索する方法を報告（Myrvik, W. et al. Studies on pulmonary alveolar macrophage from the normal rabbit. J. Imrnunol. 86 128, 1961）してから肺胞食細胞機能の研究は活発となり、一九七四年に Reynolds がヒト肺から BALF を得てその中の細胞および蛋白の分析（Reynolds、H. Y. & Newball, H. H. Analysis of proteins and respiratory cells obtained from human lung by bronchial lavage. J. Lab. Clin. Med. 84:559, 1974）によって、肺の病変の場における免疫・防御反応の過程を直接知りうるようになったことは特筆に価する。

血液情報との乖離も明らかとなり、BALF 中の液性成分、細胞成分の分析は診断と治療に大きく貢献することになる。リンパ球、好酸球、肥満細胞、補体・諸種免疫グロブリン、ECF、ロイコトリエンなど細胞性体液性防御免疫反応の機構が次々と解明されKirkpatrick, C. H. & Reynolds, H. Y. 編 "Immunologic and Infectious Reations of the Lung" Marcel Dekker, 1976 および Brain, J. D, Proctor, D. F. & Reid, L. M. 編 " Respiratory Defense Mechanism, Part I & II. 1977 でこの領域の概念はほぼでき上った。

また BALT (bronchus associated lymphoid tissue) の役割についても注目された。この時期に immotile cilia 症候群 (一九七五)、免疫不全症候群が登場し、Kartagener 症候群の発症機構が改めて見直されることになる。以上述べてきた肺の諸機能の研究は、一九八〇年以降分子のレベルで分子細胞学、分子遺伝学の手法を導入して横断的につらなりつつ更に進展していく。

五、一九八〇年代 ― 肺細胞機能研究開発の時代

分子生物学、分子細胞学、分子遺伝学の手法による肺細胞機能の研究が広く深く進行する。従来の病理形態学の概念にない肺細胞 respiratory cell, lung cell という分子生物学の新しい基礎構造単位が登場する。respiratory cell は、Reynolds と Newball が前掲の BALF の報

告の中で用いたのが最初と思われるが、この記述に従えば、ＢＡＬＦ中の肺細胞とは、マクロファージとリンパ球の二つである。

しかしその後細胞膜の機能や細胞質内諸物質の生物活性や機能を究める分子細胞学の展開にともない、肺の生理機能発現の場となる細胞の総称となる。気管支上皮細胞、線毛細胞、杯細胞、血管内皮細胞、Ⅰ、Ⅱ型肺胞細胞、クララ細胞、線維芽細胞など肺構造の基礎構成細胞のみでなく、肺胞マクロファージ、リンパ球、好中球、好酸球、単球など遊走細胞の分子レベルでの機能や伝達機構の解明が研究対象となる。

その中心は炎症細胞とくに単球／肺胞マクロファージ、リンパ球、好中球の活性とこれらが産生するサイトカインの機能と動態である。サイトカイン発見の時期から構造決定の時期を経てサイトカイン受容体と伝達の機構が次第に明らかにされ、一九九〇年以降サイトカイン対サイトカインの相互反応の仕組み解明の時代に入りつつある。

一九八九年にＡＴＳが創刊したAmerican J. of Respiratory Cell and Molecular Biologyは一九八〇年代の特徴の一表現である。過去十年間のバイオテクノロジーの急速な進歩は、肺感染症の診断および発症機序の解明にも大きく貢献したので看過するわけにはいかない。診断の面では、細菌やウイルスを迅速性、高感度、高特異性をもって同定するDNA診断法をもたらした。

標識の DNA プローブを用いた DNA-DNA または DNA-RNA ハイブリダイゼーション法が開発され、さらに感度とプローブの非ＲＩ化で優れた PCR（Polymerase chain reactions）診断が活用されるに至った。増殖困難なウイルス感染症や増殖速度の遅い抗酸菌の場合に非常に有用である。感度の高い点から検査時に偽陽性を防ぐための注意を必要とする。HIV-I、サイトメガロウイルス、Legionella pneumoniae, MRSA、結核菌、非定型抗酸菌のＰＣＲによる検出が報告されている。Legionella 肺炎は、一九七六年フィラデルフィアで集団発生した劇症肺炎が契機となって分類表の中に登場した。

わが国でも東京以西の地区で約二十例の報告が出たが、一九九〇年九月に北海道の第一例が観察された。その他の新しい肺感染症として、Branhainella catarrhalis 肺感染症と Clamydia pneumoniae（TWAR 株）肺感染症がある。前者は一九七〇年に DNA の基本構造から、非病原性 Neisseria から区別して Branhainella 属となり、一九八四年、松本らにより呼吸器感染症の主要起炎菌として認知された。

後者は、鳥と関係のない新しいクラミジア株 TWAR による肺感染症で、一九八五年フィンランドの Saikku により報告され、わが国でも今後集団発生の可能性がある。

一方非感染疾患で肺癌の遺伝子診断は、従来の形態学の限界をのりこえて悪性度、治療、予後の判断へ大きく寄与しはじめた。筆者は肺癌の発生については、時間因子すなわち加齢因子がDNA劣化につながり、これが発癌の背景となることを推測する。

六、一九九〇年代から二十一世紀展望―サイトカインネットワークから臨床への回帰へ

宿主肺の炎症の場における防御・免疫反応の関与下での発症機構の解明は、未知の分野が多く残されているとはいえ、近年の知見の集積はきわめて急である。

前述のようにこれまで個々のサイトカインの構造と機能は次々に明らかにされたが、個々のサイトカイン機能のみを追究しても究極の解決に到達することは困難であることも明らかになりつつある。これからはサイトカインネットワークの全貌が追究されなければならない。サイトカインまたはサイトカイン阻害剤による疾患制御の試みも、個々のサイトカインにとらわれていては副作用や効果の点で限界のあることは既に経験済みである。

IL1~8, GCSF, TGF, TNF, PDGF, IGF, など多数のサイトカインは、炎症や線維化の場で、どのように促進的にまたは抑制的な働きをするのか。肺胞性肺炎ではみるべき瘢痕を残さず吸収治癒するのに、間質性肺炎（胞隔炎）では線維組織の増殖を来たして蜂巣肺を結果する。蜂巣肺という終末像を持つ疾患特異性はどの時点でどのように成立するのか。上述の個々のサイトカインは、線維芽細胞のコラゲン産生を刺激するが、サイトカインの複合は同じコラゲン産生を抑制する。

また、これらのサイトカインに対する線維芽細胞の反応は、この細胞が静止期にあるか増殖期にあるかで異なる。さらに線維芽細胞活性化に由来する PGE_2 などは線維芽細胞の増殖を抑える一方で、線維芽細胞に feedback して単核球機能を抑制する。

かくして炎症中心部で多数のサイトカインと同時接触する線維芽細胞の増殖とコラゲン産生は低下し、より少数のサイトカインと接する周辺部では増殖とコラゲン産生が盛んでこの結果周辺部に線維化層が現われ、病変の不均質性が生ずる。

線維化肺に従来から認められた新旧混在の形態像の説明が可能となるかも知れない。筆者が興味深いのは、すべての生体反応が分子のレベルに至るまで弁証法の法則に支配されている事実である。交感神経と副交感神経、癌促進遺伝子と抑制遺伝子、サイトカインネットワークの二相性、生体を巨大なピラミッドとすればそれを構成する個々の礎石は正─反─合の微小ピラミッドであり、無数の弁証法反応の止揚をつみ重ねた総合が生体反応を形成する。

一九九〇年から二十一世紀へかけてこれら一つ一つの分析がすすみ、次第に細胞、組織、臓器の機能へ還元総合され、traditional な診断が新しい礎石の上に新生し臨床の場へ回帰するであろうと期待する。それは二十一世紀に入ってからとなるだろう。

第四章 教育・研修・研究の場としての臨床

医学の進歩と私どもの課題

医学の進歩が、臨床にたずさわるドクターやナースの当面する課題をたえず変えることは自明のことですが、過去十数年間に起った変化は特に著しいものと感ぜられます。すなわち多数の抗生物質の発見、諸種疾患の発生機序の解明、各種検査法の発展は、問題の焦点を急性疾患から慢性疾患へ移したということが出来ます。筆者は嘗て冲中内科教室の病歴によって、昭和七年度、昭和十七年度、昭和二十七年度の一年間の患者数をそれぞれ調べたことがありますがその結果によると、昭和七年度（稲田内科）の慢性疾患五百六名、急性疾患百七十九名、昭和十七年度（坂口内科）の慢性疾患四百九十七名、急性疾患百三十一名であったものが、昭和二十七年度（冲中内科）では慢性疾患五百十五名にたいし急性疾患は六十五名と約三分の一に激減しています。肺炎は昭和七年度二十六名、昭和十七年度三十九名であるのに昭和二十七年度は僅か一例、ワイル氏病はそれぞれ二十七例、十三例見られたのに一例もなくなり、腸チフスは二十例、十八例から六例と激減しました。

さらに腸結核、腹膜炎、喉頭結核は殆どみられなくなり、慢性結核症のみが減らずにいるというように同じ疾患でも急性症又は急性期のものが少くなっています。逆に増加したものには高血圧症をはじめとする循環系および心疾患、神経系疾患などの他、膠原病、肺線維症、肺気腫、内分泌疾患、諸臓器のがんなどの如く新しく見出された疾患や、取り残された疾患があります。要するに現在の私共は、十数年前の私どもが心血を傾けた程諸種の肺炎や伝染病や諸疾患の急性症に心を労してはいません。その代り否応なしに、一層むづかしく取扱いにくい慢性疾患、心疾患、動脈硬化症、高血圧、精神神経疾患、膠原病、慢性結核症、がん、糖尿病、喘息、肺気腫、内分泌疾患等と対峙しています。

この事実は、個人当りの医療費は増加すること、平均入院または外来治療日数は延長すること、および後療法、生活指導、職業指導のための人および施設の充実拡大が必要となることのみならず、一層困難且つ重大な責務がドクターやナースの上に課せられることを意味します。私どもは現在の医学が可能とする所まで治療を行った後、そこに残されたさまざまな機能障害の程度を個別的に検査し、生活活動の許容限度を見出さねばなりません。これは極めて困難な仕事で症例の個別化、すなわち、その人となり、環境、仕事の性質等を綜合して考慮することが必要となります。他方、患者は、その疾病又は機能障害と共存しつつ、その余生を最も能率的かつ有意義に生きる方法を学ばねばならないのですが、その責任の一半又は大半が私共の肩にかけられる機会が増してくることが予想されます。このために私共は医学についての十分な知識のほかにしっかりした人生観なり世界観なりを持たなければ、適切な指導も完全な治療も出来ないことになると思われます。医学の進歩は解答をもたらしたと同時にそれより多くの新しい問題を提起しつつあるといえましょう。

（一九六〇年十二月）

ターミナル・ケアの目標

─私の診療メモ─

内科医としての末期患者治療の目標は、病人が平安のうちに静かな死を迎えることができるようにあらゆる努力を傾注することであると信じている。四十年に及ぶ長い臨床医生活のあげくに、人の死はその顔が同じでないようにそれぞれ異なり個性的であることを悟った。なぜなら一人一人の人生の内容が異なるからである。筆者面識はないが上智大学文学部教授の Alfons Deeken という方が、同じような考えと医師に対する希望をある医学会誌で述べておられたので意を強くし、その一部をここに紹介させていただきたい。

「文章の意味が句点を打って初めて確定するように、人生全体の意義も死をもって最終的に完成される。ゆえに自分だけのかけがえのない生を悔いなく全うしようと思うなら、生の終りもまた自分だけのかけがえのない死として全うする努力を怠るべきではない。そうした自分らしい死に方の追求は、ターミナル・ケアの大きな課題の一つではないだろうか」「ところが今日、人間らしい死の実現はきわめて困難になっている。これは臨終の場が家庭から病院へ移った事情と無関係ではない。……（中略）……巨大な病院の閉ざされた病室で、名前もわからぬ機械の群に取り囲まれ、見知らぬ医療スタッフに看取られて死を迎えるのが普通になっている。そこではあたかも医師や医療機器こそが主役のようで、患者は人格的な主体というよりも単なる処置の対象でしかないようにみえる………」。

この警告は、われわれに改めて医療の本質の再認識・再確認を要求していると思う。症例の個別化、すなわち治療の内容、家族への対応は当然個別化が必要であり、これが適正に行われるためには、医療スタッフと患者およびその家族や周辺の人々との間に相互信頼の共通基盤を持つことが大前提となる。このことは必然的に医療は技術面のみでなく、全人間対全人間のかかわり合いの中で真価が問われることを意味する。治療は常に一番勝負であってやり直しは絶対できない。特に末期患者については打つ手の一つ一つが患者にとってベストでなければならない。医師がベストを尽くすのは当然であるが、それが患者にとってもベストであるためには長年の修業を必要とする。医師は一方的に最善を尽くしたとして自己陶酔に陥ることを自戒せねばならない。極端なことをいえば、何も治療しない親密な会話のみがベストのこともあるのである。

（MEDICO Vol. 17, 1986）

第五章

旅想

旅想・その一二

一九五二年 M.D. Altschule 著『心疾患肺疾患の生理学』の翻訳回想

「何処であれ他国で暮すことは言葉に尽せぬ幸福である—それは吾々の二つの憧憬即ち漂泊に対する憧憬と故郷に対する憧憬との綜合—生成と存在との綜合であるから」ジンメルの断想より。

『心疾患肺疾患』の訳書が発行された機会に、本書について書くことを求められましたので、書棚からニューヨークで手に入れた一九五〇年版『心疾患肺疾患の生理学』を取出してみました。今度訳した一九五四年版は五五四頁、緑の表装の表紙ですが一九五〇年版は三六八頁、黒の表装です。この数年間に此の分野でなされたおびただしい業績が、この頁数の差によく現わされています。表紙をかえすと裏側に、「一九五二年三月二十八日 Mt.Sinai 病院近傍の小書店にて」と記してあります。日記をみると、一九五二年三月二十八日は金曜日、ニューヨークの医師会館で夜八時から前日に引き続き「伝染と炎症反応に於けるACT

Hとコーチゾンの効果についての討論会」が行なわれたとあります。討論会の議長はグレゴリー・シュワーツマン教授でした。

このニューヨーク医師会館は、五番街の一〇三丁目にあり、殆んど毎夜のように各領域の講演会が催されていました。またすぐ東隣りすなわち五番街一〇〇丁目 Mt.Sinai 病院では、グランドラウンドやカンファレンスが連日ありますので、私は週二〜三日この界隈に通うことを常としていました。下町は一番街二八丁目のベレビュー病院の胸部診療部を五時半か六時頃出て、一番街二番街三番街を横切り、四番街二七丁目の始発点からマディソン街バスにのります。夕方のひけ時なのでジムベルデパートやマーシイデパートのある三四丁目から繁華街の中心地四二丁目あたりにかけては、東京のバスのように混雑して、ショーウインドウからそのままぬけ出たような衣装も見せ場がないどころかいたずらにもみくちゃになるのです。

九七丁目で乗換切符を貰って、漸く陽がおちて灯がつきかける頃の街角におります。私のアパートは一一四丁目リバーサイド間近にありましたので、帰りに九七丁目の循環バスを利用し、バス代一回分を節約しようという算段です。ビール代の膨張がバス代にしわ寄せされるわけです。理髪屋、ベーカリー、古着屋、洗濯屋などの店先がならび、八百屋の前ではオレンジやトマトやキャベツや、その他の野菜類が歩道に迄はみ出しています。買物をする人、家路へ急ぐ人、歩道で遊ぶ子供などのシルエットが何となくせわしい夕方の薄暗に包まれています。昨日も今日も明日もニューヨークのこの市井での生活をくり返して行く人々の姿です。

庶民の生活や感情はどこの国でも余り変りがないようです。理髪店の窓から暮れの往来を人待ち顔に眺めている男の顔、人間のはかなさ、かなしさ、わびしさが胸をついて湧き上って来ます。九九丁目と一〇〇丁目の間、マデイソン街に面していた小さな医学書店もこのように並んだ店の一つで、ショーウインドウに医学書が陳列してなかったら気付かずに通り過ぎていたのでした。五十歳に近いと思われる中年の婦人がただ一人、奥の机に坐って読書して居り、客が入って来ても別に立ち上るでもなく、本を読みつづけています。

一〇〇丁目の角を五番街すなわちセントラルパークに向って曲ると直ぐ右側に Mt.Sinai 病院の入口があります。一歩この中に入ると、もうそこは忙しく動きまわる白衣の人々の世界で、もはや外界に漂っていた情緒的な要素は全く遮断され、徹底的な実証主義のきびしい合理精神が一切の言動を支配しているように感ぜられます。

その頃の日記は、ブタペスト弦楽四重奏団に感激したこと、リデイア・カアリンというフランスから来たメッツォソプラノの歌った Delannoy 作〝Le soleil do la Bue Bognolet〟とアルメニアの Kele Lele が面白かったこと、ニューヨーク交響楽団よりフィラデルフィア管絃楽団の方がよい演奏をしたこと、フリック美術館のコローの“Vine Avray”のたそがれの色に惹かれたこと、カアルバアリー教会にバッハの、“The passion of our lord according to St. John”を聴きにいった際、広い会堂にひびき渡るパイプオルガンの音が、頭を垂れて坐っている私共の肩に音を立て、降り注ぐ雨の如く感じたことなどと共に、医学の討論会が、同じ見解の人々よりはむしろ対蹠的な立場の人々を選んで行なわれ対立した意見が殆んど個人的な感情をさしはさむことなく闘わされる場面にしばしば遭遇したことを特に記しています。この態度は『心疾患肺疾患の生理学』の著者アルシュール氏によって最も明らかに示されています。

本書を通読すると徹底的な文献の渉猟もさることながら、これら集められた資料に対する著者の分析力と、純粋に客観的批判的な態度とに印象づけられます。本書の最初の頁にしるされた父母への献詞や後掲する著者の手紙から、アルシュール氏が同時に思索的な哲学者でもあることは容易にうかがえると思いますが、医学という実証科学に関する限り、氏の態度は、本書の序文で「事実に先行することなく、事実と共に自らの太鼓と笛の音に合せて前進しなければならない」「事実が累積してその意義が明白となる時、理論はおのずから完成する」と自ら述べている所を一歩も踏み外してはいません。

昨年十一月末に翻訳が一通り終った時、私はこの旨を通知すると共に次の諸点についての質問を送りました。第一は、一九五〇年四月に新しく取り定められた肺容量の各区分の名称が本書では旧のままになっている理由、第二は、訂正すべきであると思われる二十四箇所の指摘、第三は respiratory diastole の意味、第四番に Members of that vanishing people , the Old-World Idealistic, Intellectual の意味です。次の手紙はこの質問にこたえた著者の返事です。

Dear Dr. Homma;

Many thanks for the careful way in which you went over my book. I am amazed at your thoroughness. As regards your specific questions, the following are my answers:

1. The terminology of the subdivisions of the lung volume was changed in 1950. However, clinicians in this country, for whom the book was written, have been slow to accept the change. I therefore chose to use the old terms, with the expectation that the clinicians will have accepted the new terms by around 1965, when perhaps a third edition of the book may be desirable.

2. The errors you point out and the corrections you make are all correct except in one case. : page 259, line17-for "page195, read" page 277 (not 276, as you have it). In addition,

there is one more error; on page 361, line 38, for “hypotension” read “hypertension.”

3. “Respiratory diastole” is used to signify the respiratory pause that occurs after the end of the process of expiration, the lungs remaining in the expiratory position. The meaning of “Members of that vanishing species, the Old-World Idealistic, Intellectual” is philosophical and allegorical; it is best explained as follows: Man is the most destructive mammal ever to inhabit the earth. He has wiped out innumerable species of other animals, either by direct slaughter or by changing the environment so that they cannot survive. He dose the same for some varieties of people, some of whom are among the best and most useful. Before the First World War there was a large group, particularly in Europe, who believed that by intellectual pursuits they could improve themselves and the world–they had high ideals and hopes.···

Materialism has replaced idealism and emotion has replaced the intellect.

Many thanks again for your careful and thoughtful work on the book.

With best wishes for the New Year,

Yours sincerely

Mark D. Altschule M. D.

余りながくなりますから、いちいち細かい点についての私の感想は省略致します。十九世紀後半のドイツ哲学の影響を強く受けた先生が多数活動して居られ、われわれの間にローマン的理想主義の気風が比較的のびのびと育ってゆくことが出来た昔の高校時代をなつかしむと同じような感懐を、はるかニューイングランドに住むアルシュール氏も抱いて居られるとは愉快なことです。著者の住むボストンは米国では最も、思索に適した地方と思われます。静かなボストン郊外超越主義の発祥地コンコードが眼の前に浮んで来ます。

一九五二年度の結核病学会は五月にボストンで開かれました。五月二十八日の日記の一節「午後三時、少し遅いがハーヴァード大学前からバスをひろいコンコードに行く。住宅地、案内の立札もない。人に訪ねながらオールド・マンスに着く。古ぼけた農家の感じ、

Old Manse built in 1769 by
Rev WM Emerson
the home also of
Nathaniel Hawthornes
1842-1845

と書いてある。五時を過ぎているので人気がない。家の周囲をまわり窓から家の中をのぞく

と例によって什器や家具が整頓して並べてある。周囲は野原、家も庭もあまり手入れをしてないのがアメリカらしくない。静か。玄関わきの芝生の上に靴をぬいで座る。しきりに鳥が鳴いている。空に一刷けの薄曇。陽が傾いている。颯々と、風が大陸の野原をわたって行く。ドヴオラクのニガーの主題が聴えるようだ。午後五時四十五分。少し行くと、Old North Bridge and Battle Ground の碑がたっている。二〇米位の幅の川が冷く静かに流れている。一七七五年四月十九日、はじめて英国侵入軍に対する抵抗がこの岸でなされ、独立戦争の口火が切られた。「神の恩寵への感謝と自由を愛する心もて之を建つ１８３６」、と刻んである。茎を水に浸した草葉の葉末が夕べの色に染っている。

以上本書についての感想や、本書をはじめて手に入れた当時の思い出を述べた。

旅想・その一三

一九五二年 Comroe J. H. Jr. 著『特殊肺機能検査法』の翻訳回想

次に掲げる二つの文は、私が Comroe の『特殊肺機能検査法』を翻訳したとき、恩師沖中教授に頂戴した「序文」と私の「訳者序文」であるが、歳月を感じる。

序文

此の度本間博士等が Comroe 著の肺機能検査法を翻訳刊行することになったが、之は目下の時期に最も適した企画であると思う。

申すまでもなく肺臓機能検査は近年とみに発達し、米国医学がこの方面の先駆をなしていることは否定し得ない事実であり、我が国に於いても戦後米国との交通によってこの方面に関心を持つものが次第に多くなってきている。
この時にあたり米国に於ける此の方面の権威者である Comroe 氏の著書をわが国医学界に紹介することは甚だ有意義なことと云わなければならない。本間博士は先年米国に留学、ニューヨークのコロンビア大学の Chest Clinic に於いて Cournand 教授について実際にこの方面を勉強し、最近帰朝された新進の学者で、その生きた知識を介して訳された本書は読者にとって大いに役立つ所があるのではないかと信じる次第である。

昭和二十九年四月二十五日

冲　中　重　雄

訳者序文

私が本書を手に入れた General Bookstore は、Bellevue Hospital のすぐ近く、First Ave. から、二六丁目に入って、二、三軒目にありました。一九五二年四月でした。スペイン系のなまりと顔つきをもつた店の主人が、"six-fifty" といつた時、九ドル位とられるかな、と予想していた私は、いささかほっとして、不愛想なその男の顔をみつめました。
Dr. Cournand の Cardiopulmonary Laboratory で近づきになった友人、Dr. Fishman が、

すすめてくれた本です。ふみぐるまに乗って運動負荷する患者の耳に、オキシメータをつけ、ストップウオッチで、呼吸数をかぞえながら、"in, in, out, out" または、"in and out, and in and out" などと、患者の呼吸の拍子をとつている、かなり強い近眼鏡をかけた、彼の顔が、浮かんで来ます。勉強家ぞろいの研究室員達の間でも smart boy と思われました。検査室の窓は、East River に面していたので、音もなく河上をすべるランチの煙突がみえたり、丁度その頃から姿を見せるようになった日本の新造貨物船が、向こう岸に泊まっているのが眺められたりしました。

このたび、機会を与えられて、本書を訳すにあたり、当時の記憶が、先ずなつかしく思い出されます。

本間日臣

昭和二十九年四月

第六章　折り折りの随想

医学会総会が終わって

今は、春未だ浅く、沈丁花の香の漂う三月末である。

日本の医学は、一時期に比して専門化への指向をためらっているかのごとくみえる。専門化が実現しなければ医学のレベルの向上は望めない。

医学の目標達成への一つの拠点として発足した専門分科の学はしかし、前進と共にそれ自体の自律性の支配するところとなって、時に医学の体系から逸脱しかねない。

機会を捉えて、医学の原点にたちもどり、われわれの使命を再認識することは必要であり、医学会総会はその機会として最もふさわしいと思う。

病める人を前にしてロダンの「考える人」がおかれた構図、それが医学の原型を端的に示す構図と思う。生命の学としての医学を出発点に立ってみなおすこと。それからわれわれの使命の再確認がはじまる。生命の深い理解なくしては、医学はよこしまな、または有害な術に堕落するおそれがあることを反省したい。

貴重な講演や研究報告のおのおのが、医学という生命の科学の体系のいかなる部分にいかように止揚され活用されるかの自覚がなければならないと思う。

医学会総会が真に有意義であり、存続するためには、この点に関して総会が唯一無二の存在でなければならないだろう。

医学の進歩の歴史のなかで第十八回日本医学会総会はどのような道程標を立てたのであろうか。そこで全会員の得たものが、やがて日本の医学の進路の上に投げかける影の大きさによって評価がなされるためには、暫く時間の経過を俟つことが必要であろう。

（一九七一年四月）

症例報告について

Chest の最近号に、編集主任 Dr. Alfred Soffer の症例報告についての考え方が載っていた。われわれにも少なからず参考になると考えるので一部を紹介させて頂く。

症例報告を掲載する主な条件は、観察のユニークな点であって、文献考察は重要ではない。要点を要領よく短くまとめることが大切で、文献は抱括的な総論の新しいのを少数引用すれば充分である。症例報告の学問的価値は、既存の公認された原則を修正するに足る新しい視点なり考察なりの発表にある。

従来の記載に何ら新しい光を投影しない単に興味ある症例の報告は、学生のための臨床講義には向いているかも知れない。しかし、現代の編集者で、本症が第何十番目の症候群であるというだけで投稿を受理するものはほとんどいないだろう。

「貴論文はもっと短縮された方が、本症例のユニークな面を強調出来ると思う……」編集者から投稿者への返信の一部が披露されている。「教訓的な特徴を考案の中で簡潔に強調されるならば、読者の興味は倍加するでしょう。現在の約半分に短縮されるならば、喜んで受理します」等々。

要するに症例報告は総説ではないということである。医学に関する論文は年間十万をはるかに超える。この情報の氾濫の中で、自分に関連があり、しかも役立つものを拾い上げるのは容易ではない。

同時に情報の提供者にも、無駄なく効率のよい報告を作ることが要請されよう。この点編集者の任務は重大である。

（一九七一年十月）

ドル・ショック寸感

振返ってみると、憲法にせよ、住んでいる社会にせよ、われわれには自分たちの汗で創り出した自分たちのものという意識をかつて持ったことが、あるいはそのような機会にめぐまれたことがないようである。大切に守り育てようという熱意が湧かない原因はそこにあるのではなかろうか。

その根源をたどると一三〇〇年の昔、初めての社会が成立したときの、位田《いでん》、位封《いふう》、季禄《きろく》など家族丸がかえの体制にまでさかのぼることができる。以来えんえん現在の終身雇用制に至るまで、与えられる一方の御仕着せになれ染み、独特の国民性ができ上がったのではなかろうか。

散見する外国文献一辺倒、無批判追随の姿勢にも無関係ではないように思われる。ドル・ショック以来、ソロバンを片手に右往左往するやからで世は騒然としている。もっと落着いて人生を考えることのできる、静かな環境づくりの好機が訪れたのではなかろうか。繁栄の喧燥《けんそう》の中に人は人生の目標を見失い没落への路を辿《たど》る。所詮ソロバンで人生の重みをはかることはできない。われわれの一義的な働きがソロバンと無縁なものであることを感謝したい。人類共通の基盤の上に考え、行動できることを感謝したい。

（一九七一年十月）

台北の会議を終わって

第二回アジア太平洋胸部疾患会議は、十一月十一日から十四日まで台北市国立台湾大学医学部で開催された。ヤン内科教授会長の下、参加十八カ国登録会員三百五十名という盛会であった。

参加国には、西ドイツ、スウェーデン、フランス、ベルギーなど地域外の国もみえた。日本からは、長石忠三第一回会長をはじめ百五十一名という主催国の百六名を遥かに上まわる多数の参加があった。

第一日は、開会式後、International Seminars として Fire Side Conference のような形式ばらない方式で十のテーマについての意見交換が行なわれた。十のテーマは、

一、東洋における肺腺がん
二、二次結核薬による肺結核再治療の評価
三、東洋におけるサルコイドーシス
四、慢性閉塞性肺疾患
五、肺炎の病原診断
六、食道がんの治療
七、気管支喘息の減感作療法
八、心臓手術の最近の進歩
九、東洋における心疾患の疫学
十、リウマチ性心炎の治療

であり、われわれの眼をもっとわれわれの立っている地域へ向けようという会長の開会挨拶の中で触れられた意図が、これらのテーマ選定にも生かされているように思われた。

またセミナーでお互いに知己となったことは、後日の学会で司会を担当した際大いに役立った。セミナー後のレセプションでは、小学生児童合唱団が各国の歌を順に歌い大拍手を

浴びた。

第二日目からは百十六の発表が行なわれた。シンポジウムは、肺結核の治療、気道系の寄生虫症、原発性肺がん、肺性心の四つで、多数の会員を集めて行なわれた。昼休みには医学映画の映写があり、また図書館での展示は台湾における疾病死因、各種心肺疾患の統計、治療法、興味ある症例などが要領よく整理されて示されていた。

会場は二会場に分かれていたので全部を通じて印象を語ることはできないが、筆者の出席したセミナー、肺がん、肺性心のシンポジウム、診断、慢性閉塞性肺疾患の各 Session を通じて感じたことは、出席者が熱心にかつ何物かを得ようとして討議に参加する姿であった。質量ともすぐれたものの多かったわが国からの発表は、この点で注目されていたと思う。

十四日夕、会議は滞りなく終了し、閉会式後新しく友人になった人々と一九七三年度第三回開催地バンコクでの再会を願いつつ、握手を交して別れを告げた。アジア諸国の人々とは、欧米の人々と違った親近感があるのか容易に打ちとけることができる。また、多くの人々は日本の医学のことを驚くほど良く知っている。

戦後われわれは欧米を追跡するに急であったため、自分の隣国について余りに知らなすぎた。われわれの立っている場所を忘れていると指摘されても仕方がない盲点がある。これを反省し、同じ地域の人々への奉仕を目的として、互いに協力する機会を持つことにこそ本会議の意義があることを帰途の機上で反芻《はんすう》していた。

（一九七一年十二月）

プロスタグランヂン研究の進展について

一九六〇年に精嚢腺《せいのう》から抽出、結晶化された prostaglandin は、その後の数年の間にすべての誘導体が知られた。最近では、生体内の諸臓器にも存在することが確かめられ、その生理作用について新しい知見が次々と報告されている。肺はこのものの代謝にかなり関与していることが推定される。また肺全体としての換気・血流のみでなく、局所的な調節にもかかわっているかも知れない。

今後どのようなことが見えてくるのか誠に興味深い。精液中に子宮筋を収縮あるいは弛緩させる物質のあることは、一九三〇年ごろから知られていたのだが、この prostaglandin 研究の歴史は、前記のように一九六〇年を境として歴史の曲り角をまがって急展開をはじめたのである。

右心と肺との関係についてのわれわれの知識が同じような急展開をはじめたのは、一九四四年 Cournand らのグループが右心へ彼等のカテーテルの先端を導入した瞬間を契機としている。

われわれはそれまでの薄暮の中の低迷から抜け出した。幾多の先天性心疾患の診断が可能となり、心肺疾患の障害の機序が解明せられ、治療の効果や手術の適応がより精確に決められるようになった。この開拓の初めての鍬を打ちこんだ二人の共同研究者、Andre Cournand と Dickinson W. Richards がノーベル賞の栄誉を荷なったのは一九五六年である。筆者は一九五二年に彼等のいた Chest Clinic に留学していたが、思えば彼等が次から次へと未知の世界への探究に没頭していた脂ののりきった時期に相当することになる。一九六六年秋に再訪した時には Cournand は隠退、Richards は Presbyterian Centre に移り、当時の活躍の中心だった若手の人々は全国に散って指導者となり、古ぼけた建物だけが残っていた。一つの研究の歴史にも時の移り、世代の替りが感ぜられる。

（一九七二年二月）

慢性閉塞性肺疾患という用語寸感

慢性閉塞性肺疾患という用語が新しく登場してきたのは 1960年前後からで、その理由はいくつもあるが、要約すれば、当時慢性気管支炎、気管支喘息、肺気腫症の本態の把握が不十分であり、したがって臨床的にはっきり区別して診断できないことが多かったので、便宜上これらの疾患を一括して扱うことが提唱されたことが発端といえよう。

したがって、これらの疾患の鑑別診断が可能になるにつれて、当然その利用価値はなくなってゆくはずで、一九七〇年代はその時期に相当すると考えられる。それぞれ異なる疾患を一括して扱うのでは、研究発表や資料の検討の大きな支障となることは明らかで、今後できる限り正確な診断をつけるような努力が必要と思う。自験例の集積から得た筆者の見解は、前述の三疾患のほかに、びまん性汎細気管支炎も一つの疾患単位として鑑別の対象とすべきであるという結論に到達した。これらの四疾患は、性別、年令、副鼻腔炎の有無、喫煙との関連性、息切れの有無及び起こり方、理学所見、胸部レ線所見、肺機能検査所見、痰の性状及び細菌の推移、アレルゲン皮内反応、経過などの諸点を総合すれば、鑑別診断は多くの場合可能である。このほかまれな疾患、たとえば過誤腫性脈管筋増生症や Histiocytosis X などがまぎれ込んでくることがあるが、頻度ははるかに少なくなる。

（一九七二年六日）

国際会議偶感

国際会議の数は年々増加し、ますます盛んになりつつある。その目的は、一つは言うまでもなく研究成果を発表し評価を求めることであろうが、他方、文献でのみしか知り得ない研究者と直接交誼を得、一層自由な交見や協同研究の実現などにより、さらに発展の規模を大きくすることであろう。この二つは同じ程度の重要性を持つと考えられるので、討論の時間、食事、レセプションなどを十分活用する必要がある。

この目的達成のための最大の障壁は言語の問題である。互いに国語を異にする多数の人達の集まりであるから、言語の障壁があるのは当然で、これをいかにのりこえ、意志の疎通や十分な討論を可能にするかは、開催者のみでなく参加者の努力忍耐に左右される。同時通訳も専門に深く関わるところではおのずから制約がある。

採用国語を自国語とする人達には、特にゆっくり明瞭に話してもらうよう要請し、これを実行して貰わなければならない。

演者は、折角スライドを使用するのであるから、図表のみでなく、その説明や要約や結論を、簡明な文章として字幕に示すようにすれば、一段と理解され易くなる。聴くよりは読む方が判り易いのは、日本人ばかりではない。ただし他国語を苦手とするのは当り前のことで恥ではない。卑下する必要は毛頭ない。

パネルやシンポジウムでは、問題点を絶えず明確にし、横路へ深入りしないようにする必要がある。質問は相手の専門領域をよくわきまえ、ポイントを明瞭に指摘する。外人は一般に活発に発言するので、司会者は、持ち時間とにらみ合わせて、能率的に討論を裁かなければならないことが多い。

過去をふりかえると、わが国の参加者も国際会議に大いに慣れかつ活躍するようになり、事実重要な役割りを与えられる機会が増した。これは発表内容レベルの高いことによることは勿論であるが、その背景に国力の増大が働いていることも見逃がせない皮肉な一面がある。

（一九六七年十月）

諸臓器がんと肺

肺は、体内におけるその生理解剖学的位置から、諸臓器組織の中では、領域リンパ節および肝とともに転移の好発臓器である。筆者がかつて虎の門病院の剖検例について調査した成績では、肺が第一番目のフィルターとなる諸臓器がんの肺転移率は48・3％、肝が第一番目のフィルターで肺が第二番目のフィルターとなる諸臓器がんの肺転移率は32・9％で、Walther の報告よりいずれも高くなっていた。したがって転移性肺腫瘍に遭遇する頻度は高く、その際原発巣を探し出し、ホルモン療法、放射線療法、切除術、化学療法のいずれを選びまたは併用するかは、重要な問題である。

レ線上の大きさや数が、特徴となるものもある。巨大結節が、肉腫、混合腫、睾丸腫瘍の転移に特徴的であるとか、粟粒散布型が、甲状腺がん、乳がん、膵臓がんで生じ得ることとか、がん性リンパ管炎型が乳がんおよび胃がんにみられるとかである。治療方針の確立は、原発巣の診断、腫瘍の特性の確認の上に成り立つことになる。

（一九七三年四月）

歴史とは何か

肺がん研究発展の歴史を調べていたら、歴史とは何かという問題にぶつかった。

そこでイギリスの歴史学者カーの『歴史とは何か』に目を通してみた。訳者清水幾太郎によれば、歴史は単なる過去ではない。われわれは過去と未来との接点つまり現在に生きている。しかもその現在は刻々過去に移り変わりつつあり、現在は瞬間ごとに未来に食い込みつつある。過去は過去のゆえに問題になるのではなく、われわれが生きる現代にとって意味あるがゆえに問題となる。歴史はわれわれを遠い過去へつれ戻すのではなく、過去を知ることによって現在の尖端にわれわれを立たせるのである。

カーによれば「歴史は過去と現在との対話である」。

それでは歴史的事実とは何か。バラクルーによれば「われわれが読んでいる歴史は確かに事実に基づいてはいるけれども厳密にいうと決して事実ではなく、むしろ広く認められているいくつかの判断である」。歴史家は事実を選択して自分の意見を表明する。歴史上の事実は「純粋」にわれわれの前に現われてくるものでないこと、つまりいつも記録者の心を通して屈折してくるものだということである。クラークによれば「歴史とは疑わしい事実という果肉でつつまれた解釈という堅い心である」。

同じ事実が、みる人によって異なる表現や解釈をとるということは、人文科学のみでなく、実証科学の分野でもいくらでもある。発表者のおかれた時代、環境、人となりからどのような思考過程の経過中にそのような判断がなされたかを理解することは大変難しいことを、今さらながら思い知らされた気がする。

（一九七三年十月）

Ｗｅｅｄシステムの登場について

最近米国内の各所で採用されつつあるときく病歴の新しい記載法 Weed システム（Problem Oriented Medical Record System-PORS）が、わが国でも注目されてきた。詳細をここに記す余裕はないが、要点を一言で述べると、従来とかく受持医の日記的な役割りしか演じていなかった病歴を、患者中心のものとし、患者の診断から治療にたずさわるすべての医師およびパラメヂカルの人々の共用のものとしようというのである。患者の訴えに対する判断や治療についての学生、レジデント、助手、講師、教授の考え、意見、認証が記入されるだけでなく、看護婦の観察所見やそれに関する処置、栄養師、訓練士、ケースワーカーの意見も記入される。

このような病歴は、卒前卒後の臨床教育には大いに役立つであろうし、患者の把握も飛躍的に容易になり、見逃がしも減少するものと思われる。自他覚所見をまとめて総合判定をし、治療対策を講ずることを病気の緩急に応じ反復してゆく立派な病歴は今迄も個人単位ではあったと思うが、システムとして取り上げる所に意義があろう。もっとも疾患の種類や性質によって書き方やチェックの間隔などがかなり異なると思われる。一方、パラメヂカルの病歴への参加は、患者の治療に対する責任の自覚、ひいては生甲斐の発見、自己の任務への積極的参加という好ましい雰囲気の醸成に役立つのではなかろうか。

労働の切り売りが終局的には自己の職場の魅力の喪失につながり、それが医療体制をゆさぶっている一面があるように見える。医師とパラメヂカルが一丸となって診療に献身できるようなところでは、誤診誤療は必然的に減り、患者の満足も得られるに違いない。いずれにせよ過去四十年以上、病歴がほとんど改革されないできたことは驚異である。（一九九四年二月）

医師国家試験について

三月は卒業の季節、四月は学会の季節で、何となく気忙しい。最近、医師国家試験が難しくなってきて、医学士すなわち医師有資格者というわけにゆかなくなりそうである。

しかし考えてみると、司法官でも外交官でも、大学卒業と関係なく、かなりレベルの高い試験に合格しなければならないのであるから、人命を与る医師の試験が難しいのは当り前という意見もある。医師は専門教育を受けたので、つぶしがきかないという主張もあるが、今やパラメヂカルの領域がひろくなって、この主張の根拠が弱まるかもしれない。

また、たとえ資格をとっても、日進月歩の医学の進展に歩調を合せるためには、不断の研鑽が必要となる。業を卒えるのではなくようやく基礎工事が終ってこれから本建築にとりかかるというのが実感になってきた。卒業というよりは、欧米で用いられているCommencement すなわち事はじめを意味する語の方が、より一層実状を現わすものと言えよう。

専門分化が進むと、教えるべき項目が増すから、当然一方では整理統合や能率化が行なわれて時間を生みだす努力が必要となる。しかし実際は講義や実習時間の短縮には不思議と抵抗が強いから、学生が学ばされる事項の増加は驚くばかりである。自ら考え自ら究めることを身につける余裕がなくなりつつある。現在の卒前教育が当面している大きな問題の一つと思われる。

（一九七四年四月）

病理解剖について

病理解剖は、内科医の教育研究、診療内容の自己批判のための最高の方法であるが、近着の Am. J. Med.（5.2.1974）の Editorial によると、最近米国では剖検率が全般的に低下し、病院認定委員会は遂に20％以上という最低剖検率を認定条件から外した。七十九の大学病院の平均剖検率は一九六七～六八年度の62・6％から一九七二～七三年度の54％へ低下した。

しかしこの動きに対し筆者の Hasson および Gross は、この決定は誤りであり、病理解剖の重要性を軽視するものであると反論し、剖検率の低下の原因を分析し、むしろ人員設備を充実して能率のよい高度のレベルの剖検が可能となる方策を説いている。そして新しい病歴の記載法 Weed の Problem Oriented System が普及しつつあることは、精密な病理解剖を一層必要とするものであると強調する。

剖検率低下の理由としては、わが国とは事情が異なるので共通しないものもあるが参考のため紹介すると以下の諸点があげられている。

生検技術が進みしばしば利用される結果生前診断が可能になり、病因不明の死亡者が減少したこと、医学校によっては病態生理や分子レベルでの病態の解明が強調され病理の訓練が二の次になっていること、医師が形態学より生化学の方に興味を持ってきたこと、病理病棟医が外国人で占められるようになったため言語の障壁もあり臨床医との間の意志の疎通が充分でなくなったこと、複雑な病変についての熟達した病理学者の解答が得られないこと、病理学者の中に剖検を重荷と感じるものがいること、最近の医療事故にかんがみ、解剖により予期しない所見があると主治医が困惑することのあること、病理解剖により死因ががんの転移、尿毒症、動脈硬化というだけでは臨床家は満足せず、もっと詳細な死因を求めるがこの要求に応えることが難しいことなどである。

（一九七四年六月）

ロンドン会議あれこれ

去る七月七日から十二日までロンドンで開催された第十二回国際胸部疾患会議には、わが国からも多数の参加者があったようであり、それぞれの立場からの収穫を持ち帰られたことと思う。この国際会議の目的は、Barrett 名誉会長の挨拶によれば、胸部疾患についての認識を深め、世界各国の同学の士とこれを頒《わか》ち合うことである。プログラムは、特に最新の進歩の実地応用面に重点をおき、講演、シンポジウム、国際セミナー、昼食パネル、研究発表、病院訪問、映画など多彩な企画を盛り込み、医師のみでなく、胸部疾患治療の面での重要な貢献者であるナース、理学療法士、社会医療士などのためにも参加の場を用意してある。過去長期にわたる準備委員の努力を多とするものである。

しかし国際会議という性格に由来する制約があるとはいえ従来の会議にくらべ運営上の不手際が少なからず眼についたことも否めない。セミナーの部屋にプロジェクターは置いてあっても暗幕がなかったり、半年前の登録時に申し込んだパネルのチケットが間違っており、訂正を申し込んでも受付はできない、いの、一点張りだったり、ホストの出ないレセプションであったり、会場係が各会場の所在場所を知らなかったり、等々である。しかも驚いたことに、これらを適切に処理すべき責任者が不在なのだ。今や悪名高いヒースロー空港の続発する盗難事件を引用するまでもなく、この国の苦悩している病根の深さを垣間みた感じである。第二次大戦に勝ったがゆえに、現在の衰運に泣く姿は、平家物語や方丈記のはじめのくだりを思い起こさせる。ひろく知られている英人の外国人に対する無視または無関心は結構だ。筆者もその方がありがたい。しかし無責任体制はいただきかねる。というのが印象の一つである。

（一九七四年九月）

死に至る病、肺がん

十月はじめ仙台で開催された第十五回日本肺がん学会における、米国 NIH がん治療部の Oleg S. Selawry 博士の特別講演 “Progress of chemotherapy in lung cancer” によると、肺がんは今や米国におけるがん死の最上位にあり、本年度の肺がん死亡数は七万五千と推定される。このことは、男女がん死の五分の一、男性がん死の三分の一を占めるということである。しかも全肺がんについての五年生存率は八～一〇％と低迷している。日本における肺がんの急峻な増加率は、既に以前から瀬木三雄、平山雄博士らによって指摘されており、その死亡数は、一昨一九七二年に結核死亡を上まわった。

このように死病としての肺がんの問題の切実性については曾つて小生も指摘し、昨年度の肺がん学会総会でもとりあげたが、この程世界各国共通の問題として肺がん研究に関する情報の交換、協同研究の推進を目的とする組織を持とうという Selawry 博士らを中心とした運動が実を結び、International Association for the Study of Lung Cancer（IASLC）なる国際協会の構想が実現しつつある。

その構成、会則、各種委員会、役員もほぼ決定し、十月二十日〜二十六日フィレンツェにおける国際がん会議の開催期間中に第一回の結成会議が持たれることになった。日頃肺がん問題に取りくんでいるわが国の研究者にとって喜こばしいニュースであろう。肺がんを根治可能の時点で発見し診断することは、小生もその困難な理由を指摘したが、結局は国民の関心と理解とが得られなければ成果を期待することが出来ない。国際的な運動が、この問題点の解決を早めることを切に期待する。

（一九七四年十一月）

一九七五年初頭所感

一九七四年と銘打たれた里程標を通過し、その表面に刻まれた出来事を省み、一九七五年の尖端に立って前途を眺望する。

アジア・アラブの征覇の下にあった紀元前の数世紀にわたる旧約時代の末葉に、人類発展の主導権が欧州人の手に移ってから二〇〇〇年、一民族・一国家の単位ではそれぞれ興亡の浮き沈みを反復しながら、西欧全体としては、栄えのあとの滅びという自然の摂理がひとしお強く感ぜられる二十世紀最後の四半世紀に入ろうとするこの頃である。訪欧の度毎に、高度福祉社会と呼ばれる国々にみなぎる無気力さがいよいよ鮮烈に眼に映る。幼稚園においてどのように性の知識を与えるかというようなことが大きな問題となる社会にくらべ、アフリカを筆頭とする第三世界の野性の溌剌さ明るさが対照的に浮び上る。造花と野花の違いである。次の世紀は、彼等のものになるだろう。

今世紀のはじめにジャン・クリストフが夢見、ティボー家のジャックが目指しながら挫折し、トニオ・クレーゲルが模索した、欧州の融合は、現実のものになるまでに半世紀以上を要したが、それは、おのおのが自らの限界と衰亡の宿命とを自覚した時にはじめて可能となったのである。いま人類の前に立ちはだかるものは、ようやく実感として把握されつつある母なる大地・地球の有限性である。

（一九七五年一月）

バチ状指寸感

風呂に浸って指を眺めていると、たちまち指の先に皺がよってくる。体内の中で、こんな短時間にこのような外形上の変化を示す部分は他にないのではないか。チアノーゼや顔面蒼白といった色調の変化については、一般にもよく知られ、小説や戯曲にも記されているが、この指先の変化については人々は昔からどのように考えながら眺めていたのだろう。

筆者自身の指の皺に関する記憶でも、遠く少年時代までさかのぼり、皺ができたといって風呂場でさわいだ甘い思い出が湧いてくるぐらいだから、古くからの伝承や記録に出てきてもよさそうに思われる。

しかし西洋のように湯につかるという習慣の普及しないところ、シャワーですますところでは、この現象に気付く機会はずっと少なかったに違いない。温泉国で湯の中で歌をうなったり、一日に幾度も入湯したりして、風呂を楽しむ民族の間では、早くからこの現象を観察していたに違いない。それにしては、バチ状指の発生機構の解明の手がかりとなるこの指尖の特徴的な変化の記述が少ないのはどういうわけであろうか。一般人の関心の跡を探したいと思っているが、このような情報をご存知の方がおられたらお教えいただければしあわせである。

医学者の眼もこの現象に注目したものは多くはないが、緒方知三郎先生は、昭和二十八年の綜合臨床二巻五号にメモ帳として、身体の他の部分にみられないほど多数の動静脈吻合枝を持つ構造のゆえに、指趾先の血液供給機構がきわめて特異的であることを指摘しておられる。

（一九七五年三月）

医学会シーズン後の虚脱感のなかで

医学会のシーズンが去り、宴果てた後の虚脱感というか無常感というのか、幾日かを漂い過ごしたが、気がついてみると、紅梅、桃、桜は散り、こぶし、れんぎょう、雪やなぎ、八重桜の盛りもすぎようとしている。

先日ある告別式に参列して、近来になくすがすがしさに心を洗われたような気持になった。故人を想う心を乱し、会堂の空気を損なう爽雑物、氏名や施設名をつけた造花の花環が一つもなく、生花に埋れた遺影のまわりには哀悼の真情のみが溢れていたから。人生の最も厳粛なるべき終焉を宣伝に利用しようとするさげすむべき根性が横行している。かかるやからの供えるものは花までが偽りのものときている。

めでたく晴れがましい婚礼も同じと思う。一見豪華な祝宴は、逆に心の貧しさを感じさせる。心からの激励と祝福とにつつまれた美しい式もいくつか記憶に残っている。金品の介入は人生の重大事においては、おおむね真価をけがす方向へ働くと心得ている。

われわれの仕事が一義的には、そろばんによって評価されないものであることを感謝しなければならないと思う。半期毎の損益決算に追われ、利潤の追求に一生を賭けねばならない人々を、どんな綺羅《きら》をまとっていても、あわれと思わずにいられない。

一つの政策をめぐって巨額の金品の動く政治にも転機のきざしがみられる。国を守ることは当然という。しかしこの大前提を認めるまえにまず、守るべき国とはどのような国かを悟らねばならない。今の金権政治の楯となるために、若者の血が必要とは誰も思うまい。スメターナの「わが祖国」のような美しい音楽が自然に生まれるような母なる国土を持ちたいと願う。洛北鞍馬の麦とろは美味だった。

（一九七五年五月）

医よ、おごるなかれ

八月十五日、太平洋戦争終結後三十年という一つの節目がめぐりきて、種々の催しが報道されていた。戦後の医学も、特に二十世紀後半に入ってからの四半世紀間の変貌は、科学のめざましい進歩を背景としてすさまじいものがある。新進の学徒はその流れの速さに瞠目し、これに追いつき追い越そうとする。しかし新を競うことが極端に走ると瞬時のうちに現われては消えさる泡沫のような表面的事象にとらわれて永続性のない研究に右往左往することになる。功を争うこともまた同じである。功を争うのあまり、医学ののりを越え、生命の尊厳を忘れ、病める人々に逆に損害を与えた事例は引用に事欠かない。ひとりわが国のみでなく、一見はなばなしく世界をリードしている国々においてそれは顕著である。

まして、医と利とを混同するばかりか、利のために医を手段にしようとするに至っては、言うべき言葉がない。筆者が前段において医学の「進歩」といわず「変貌」としたのはこの故である。進歩に伴なう必要悪としてもそれを批判し最小にとどめる規範となる医道はしっかりと保持されなければならない。「医学よ、また医師よ、おごるなかれ」である。医師糾弾の矢が一斉に世界的な規模でみられるようになったのは、過去二十年の間に鬱積《うっせき》された反撥心がようやく起爆力を得て蜂起しはじめたのだと筆者は感じる。

人類の福祉に奉仕しようとして医の道をえらんだ真摯《しんし》な学徒にとっては誠にはがゆく堪えがたい。学は、時に医学は、学の名において生命を冒瀆することをいささかも赦さないはずである。医師は生命の尊厳への奉仕者であってもそれを裁く権利は寸毫も与えられていない。自らの分際をわきまえなければならない。特権には常に仮借ない責任と義務を伴う。過去三十年間を静かにふり返って医学が何をどれ程益し、何をどれ程損なったかを省みる必要があると思う。

（一九七五年九月）

若い教室員の急逝に当たって

若い教室員K君急逝の知らせが飛びこんできた。彼が休暇を過そうとしていた八ヶ岳山麓から遺体が帰京し、病理解剖が終ったのは、真夜中をはるかに過ぎていた。死因はくも膜下出血で、その程度からみて、在京中でも救命は難しかったと考えられた。研修医の指導、研究、診療と多忙だった中堅助手の残した空虚は大きい。今後彼は、もはや年老いることなくわれわれと共に生き続けるのだ。

筆者の暫くの黙想の中に、若くして逝った多くの友のおもかげが次々と浮んできた。ほとんどがいくさの中で斃《たお》れたものだが、彼らは、全く若い姿のままで笑いかけ話しかけてくる。「ひろいさとうきび畑は……風が通りぬけるだけ、ざわわ、ざわわ、ざわわ、夏の日ざしの中で……」小さな隆起珊瑚礁の島のさとうきびの中で鉄の雨に打たれて死んだ友人たち。「さとうきび畑」のメロディーが沈思の背景を流れてゆく。

人類の歴史がはじまると共に神と死とへの恐怖にかかわる哲学もはじまる。「死はわれわれとは無関係である。なぜなら、われわれが存在するときには死は存在せず、死が現存するときにはわれわれは存在しないから」とエピクロスはいった。しかしわが生も死も自分自身にのみ存在するのではない。いなむしろ、おのれと接した人々の中に存在するのではないのか。

自己の姿を等身大の鏡をめぐらせても知ることは難しい。おのれの全容は、むしろ周囲の人の中にとらえられ生きている。生きているとは、語りかけ影響を与えることである。かつての日本の家庭では、死者は仏壇を通じて家族との対話を保ちいつまでも生き続けた。植物人間論、安楽死論は、肉体の死の判定の論議だけではすまされない問題をはらんでいると筆者はおもう。

（一九七五年十日）

卒後教育偶感

内科学会の内科専門医認定試験は、本年夏第四回目が行なわれようとしている。内科という広い領域においてバランスのとれた、しかも一定以上のレベルの医師を認定することにより、国民へ信頼できる医療を提供すると共に更に subspeciality へ進むためのしっかりした基盤をつくることを目的としている。

ところでこの試験の成績を一べつすると、国家試験も同じ傾向があるといわれるが、呼吸器病学の平均点が一番低い。呼吸器の問題は難しすぎるという批判もあれば、この程度のレベルは最低限必要という意見もある。たしかに、呼吸器のみでなく、卒業時に到達すべきレベル、または研修終了時に到達すべきレベルについての各教育機関を通じての共通の合意ができていないことが一つ指摘される。

平均点の低いもう一つの理由は、これにつながるところもあるが、高い点をとるものと低い点をとるものとの格差の幅が大きいことである。呼吸器専門医のいる教育機関といない機関での教育内容に差のあることが推定される。現代では、各領域の進歩が速く深く、非専門家が速成で十分な講義や実習をすることが不可能となっている。厚生省では今後の国家試験に備えて、各専門分野のガイドラインを認定しようとしている。

一方、呼吸器専門医のための卒前卒後の教育体系にも一貫したものが望まれる。低学年から臨床実習をすませた高学年、卒業研修生から更に助手または中堅医員へと、一方的に教えられるものから、自ら考えて診断治療を決めるものへ、更に新しいものを創り出すものへと、生成脱皮してゆく過程に応じて、ふさわしい機会（Postgraduate course のような）が与えられる体系が望ましい。また教わったものを次代へ教え継いでゆく階段制（研修一年生が学生に、二年生が一年生に、助手が二年生にというような）がなければ、少数の教官のみで全教育体系をカバーすることは不可能であり、教授から学生までが一緒に勉強しようという活気や雰囲気は生まれないと思う。

（一九七六年三月）

結核問題寸感

「最近結核死亡率の順調な低下に伴い、一部に日本の結核はすべて解決ずみであるという考えもみられるが、これは間違いである。欧米先進諸国に比べて、わが国の結核は二十年の遅れをとっていることを十分認識して結核問題を考えなければいけない」との指摘がある。それは世界各国の疫学的資料を背景とした疑義をさしはさむ余地のない結論である。

臨床の実際の状況からみると、活動性結核患者は昭和五十年に四十一万人に、死亡率は10万対9・5と一桁となり、診療室で患者に接する機会が激減し、更にかつてのような思春期の、したがって多彩な症状を呈する患者がなくなり、臨床講義に取り上げられることも減ったため、結核患者の見落しや誤診が眼につくようになった。二十年前までは、X線異常陰影や胸水の存在は、ただちに結核性のものと短絡的に決めつけても問題は少なかったし、それほど結核は日本のすみずみにまんえんしていた。現在とは逆にそのために見落とされていた他の肺疾患もあったに違いない。

それはそれとして、ここで感ずることは、当時われわれがきたえられたX線読影の訓練法が未だに通用するのみでなく、最上のものと思われるにかかわらず、おろそかになっているのではないかということである。X線読影とは、X線フィルムに認められる陰影をその基となっている肺内病変へ翻訳する作業である。しかもその陰影は疾患の経過にしたがって絶えず変化する。まず陰影を正確に描写することからはじまり、それを剖検所見と細部にわたって照合することが出発点で、数十例の積み重ねの上に読影力が育っていくのである。各科が独立国のようなシステムの大学では隘路が多いであろうが、これなくしてX線読影力の上達はないと信ずる。

岡治道先生を頂点とするこの勉強法は多数の先輩に受けつがれ、隈部先生方の精密完璧な結核図譜が生まれた。現在、肺疾患の検査法は精巧高価なものが多種類実用化されているが、X線検査は今なおその主力の位置を占めており、X線診断に関する著書も多い。しかしX線写真のみをいくら眺めても読影力は身につかない。X線検査を十分活用するためには、陰影と実物との丹念な照合という地味で時間のかかる訓練を経なければならないことを改めて強調したい。

（一九七六年十月）

呼吸不全対策について

毎年寒期、特に年末年始の休暇時に痛感することは、ＲＣＵまたはＲＩＣＵ（Respiratory Intensive Care Unit）の立ち遅れである。高年令で種々の慢性肺疾患のため慢性肺不全の状態にある患者は増加しつつあり、その急性増悪の端緒は、感冒、急性肺感染であるため、冬季になると急性肺不全患者の入院は急増する。しかも年末から年始へかけては、休日体制なので、重態となってから緊急入院となるものが多く、従って救命率は低い。十二月から三月まで毎年入院と決めている患者もあるが、このようなことが可能な人の数は限られている。

Shoemaker は The Lung in the Critical Ill Patient（1976）の Foreword で、米国では急性肺不全による死亡数が増しており、毎年推定成人で十五万、新生児で五万の患者があるが、専門治療の受けられない場合の死亡率は七〇％、ＲＣＵの設置はこれを二〇％に減らせる（成人のみでは四〇％）と述べている。Bendixen も San Diego のカリフォルニア大学に新設のＲＩＣＵが一年間で扱った急性肺不全患者百四十例の救命率は九一％、このうち五十四例は二十四時間以上の調節呼吸を必要とした（五十四例の救命率は七八％）と報告し、新設以前の救命率を大幅に上昇させている。ＲＣＵでは、健全肺を多く扱うＩＣＵ、ＣＣＵと異なり、O_2投与法をはじめとして微妙な調節を要求する治療が必要で、従って熟練した医師、ナース、吸入療法士達の密接な協力の下に運営されなければならない。来る四月の胸部疾患学会総会のシンポジウムの一つとしてＲＣＵがとりあげられることでもあり、この領域の認識が高まり、ＲＣＵ普及の推進力が生れることを希望する。

（一九七七年二月）

Ｘ線読影について

呼吸器病診断におけるＸ線検査法は、患者に苦痛を与えない最も有力なまた普及した検査法であることは疑いないが、これが十分活用されているかどうかには疑問がある。せっかく撮影されたフィルムから貴重な情報がキャッチされないまま捨てられてしまうことは、患者のためにも納税者にとっても大きな損失といえる。Ｘ線読影力の向上には、陰影と実際の病変との丹念な照合という地道で労の多い訓練が不可欠で、これなくしてはＸ線検査をフルに活用する路はないと信ずる。

Ｘ線診断に関する著書は数え切れないが、読影のための基礎となる肺胸郭の局所解剖およびその動態についての解説が少ないのは残念である。この局所解剖は医学部学生がはじめて習得する解剖学の知識では不充分である。

なぜなら屍体と異なり生体は常に動いており、X線陰影はこれを反映し影響されるからである。左右横隔膜の位置、心陰影の大きさと形状、肋骨の走行、胸郭の左右前後径などは、体位、体格、筋肉、年齢、呼吸運動によって変化する。これら正常の変化の上に異常の存在を読みとらねばならない。

読影の特に難かしい肺門部陰影を構成する気管、主気管支、肺動脈幹、大動脈の相互的位置関係について試問したところ研修終了の時点で正解率が非常に低かったことから、X線読影のための基礎知識の修得の重要性を改めて再認識したことがある。

今や多種類の精密高価な検査法が開発され応用されるため、異常陰影の有無の程度で読影が終ってしまい、他の検査法が不必要に患者の精神的、肉体的、経済的負担を加重していないかの反省が必要のように思われる。

（一九七七年六月）

増加する医学会対策について

今年は呼吸器病学関係の国際会議の当り年というか、五月には最初の肺がん国際会議がサウスカロライナのヒルトンヘッドアイランドで、七月には周知のように世界胸部疾患会議が京都で、つづいて第一回世界気管支鏡会議が東京で、九月初旬には国際結核会議がブラッセルで、同月中旬には国際サルコイドーシス会議がウェールズのカーディフで開催予定である。

他に国際がん学会がアルゼンチンであり、この間、国内諸学会総会もそれぞれ行われ、さらに各地区部会や各種研究会、班会議が持たれるのであるから、同じ日に学会や研究会がダブルこともまれでない。

頭の中を絶えず整理し、これら諸行事に対する準備の優先順序を決め、具体的に仕事を進行させるためよほどの計画性と実行力とが要求される情況下にある。

一方では、このような環境の中で、洪水のような情報に押し流されて右往左往することなく、適切に取捨選択し、静かに自らの考えを練り上げる時間を保持し、目標を視界の中に捉えながら、息長く掘り下げた研究をつづけることの重要性の再確認が望まれる。国際交流は今後否応なく盛んになろうが、そのあり方についても原点に立っての反省が必要な気がする。

学術交流の場としては勿論、後進若手研究者への刺激やモラルの高揚、同僚国外研究者との友好親善の推進など数々の利点があろう。しかし会議のたびごとに億単位の募金を必要とし、本質的なもの以外の雑事に払われる世話人の時間と努力の犠牲が大きすぎる感を受けるのは筆者のみだろうか。元来利潤を生むものと無縁な領域に属する人々の会合としては近来ややふさわしくない華美さが眼につくように思われる点、再考を要しないだろうか。

（一九七八年二月）

学会運営について

第十八回日本胸部疾患学会は四月五、六日の両日、山村雄一会長のもと、大阪商工会議所で盛大に開催された。三百八十題という多数の発表を二日間で遺漏なく消化することは大変な事業で、準備と実施に当られた関係者各位の努力と企画力とに深い敬意を覚えた。

特に示説は、参会者にとって理解し易く討議の時間的余裕を与える利点があり、今後も十分活用したいものである。それにつけても、本学会のみでなく、三日、四日行われた山本和男会長の日本結核病学会をはじめ諸学会を見渡して感ぜられることは、一年を通じて不断に開かれている各学会のそれぞれに費される時間と労力と経費の膨大な総和の中から無駄を省いて、より能率的な運営を可能にする方法はないかということである。

国際会議用としては京都の他にもう一ヵ所あってもよいし、国内学会用としては、全国に三ヵ所ほど会議専用の施設を持った会場と事務局とが欲しい。これが実現すれば、すべての学会が経済的にも時間的にも測り知れない大きな便益を得ることは間違いないと信ずる。筆者の日頃の夢である。

文化国家を目指し、経済大国として自他共に許す現在のわが国で不可能事ではないはずだが、問題は日本人の精神構造がかかるシステムの存在を許すか否かに帰着しよう。

話は少しそれるが、豊饒と人の心の豊かさとは逆比例するということがある。かつて日本が戦後の貧しさから脱し切れなかった頃、留学生として渡米した筆者は、豊富な物資の真只中で逆に強い貧乏感を彼の地の人々の生活の中に見出した経験を持つ。

今、われわれは史上未曾有の豊かさの故に己れを見失いあくせく追われるように生きただよってはいないか。自らの所産に主体性を奪われつつあるのではないか。心の貧しさの次にくるものは滅びである。これをしっかりと見すえて、その危険をのりこえるに役立つ遺産を次代にのこしたいものである。

（一九七八年六月）

民族の興亡盛衰所感

内閣が交替して新首相が、従来の経済至上主義の時代から文化教養の時代への移行を示唆した。たまたま、第二〇回日本医学会総会、第一九回日本胸部疾患学会を目前にし、この機会を一つの節目として呼吸器病学の過去と将来から、医学のそれへ、さらに日本民族のそれへと思いがひろがっていた時だったので、ひとときの間、明暗の交錯した複雑な気持ちに浸ることになった。

「民族は民族精神であると同時に時代精神なのであって、その生長のうちに精神の自覚を熟せしめ、老衰期に入れば、普遍的思想を果実として残しつつ自らは死滅して行く。民族は、精神によって育ちながら精神を育成し、自らの没落に際しては自己の根拠としての精神を普遍的思想において自覚すると共に、それを次の時代に贈与する。各時代において生長没落を営みながら、おのおのの時代精神を次の時代の母胎となし、かくして理念は自ら発展して行く。従って如何なる民族もその役目を終えるや二度と世界史の舞台に登場することはない…」

「身体の衰亡とは、個別的な生命より普遍的思想を切り離すことであり、身体は滅しても思想は生き残る」。観念論の頂点に立つヘーゲルが彼の弁証法を駆使して、世界史を、また哲学史を一つの学の体系としてまとめあげた著作の中の数節と、紀元前から近世に至るまで多くの民族国家の興亡の情景が浮んできたからである。

わが民族も情熱に駆られ行動に先走りしてばく進をつづける年齢から、矛盾の不可避性の承認の年齢に達しつつあることを自覚しはじめたのだろうという感慨である。

その時、矛盾を客観的に把握し、自己の個別性が消されて普遍として捉えられることに喜びを感ずるか、主体的矛盾のみを真の矛盾とし個別性が否定されることを嫌悪するかは、既にヘーゲルとキルケゴールの二つの対照的な生き方に示されている。ここで彼等の時代における民族国家の概念に論及する必要があるが、それは宿題としておくことにする。

（一九七九年三月）

医学の中・西結合問題

五月初旬から中旬にかけ中国訪問の機会を与えられた。これまでの海外旅行と違って初めての見聞の連続だったので、数々の強い印象は未だ余映をひいている。気の遠くなるような長い歴史の重みと多種多彩な書体の漢字の躍動を現実に肌で実感したことなど十指に余るが、ここでは医学に関係した一点についてだけ触れたい。それは彼地の医学者が努力目標として掲げている中・西結合である。

すなわち中国医学と西洋医学とを一体化した医学体系の創造である。弁証法的展開であるから中医と西医との単なる直列的または並列的な連結ではなく、両者の対立的特性を止揚融合した奥行きの深い一つの医学医療体系で、もしこの体系化が実現するならば、恐らく世界に類をみない巨大かつ壮大な医学が誕生することになるだろう。

伝統的、習慣的かつ経験的につくられた、従って人々の生活の中から生れた中医は、身近な医療であるに違いないが実証科学としてはあまりにも実証に乏しかった。西医も本来は、疾病に悩む病人を前にして生まれたものであるが、過去半世紀間の科学の急速な進歩は、一般の人々のみならず医学者にとっても近づき難い専門領域をつくり出し、医師と患者との間に不信の種が生れる空隙が生じた。今、彼地では、中医の理論的実証的裏付けが急がれているときいた。

この観点に立つと、中・西結合医学は、人々の生活の中に無数の根を張って空中高く聳える大樹に似た形をとるだろう。それにはわれわれの時間感覚からすれば恐ろしく長い年月を要しようが、彼国の歴史を背景にすると寸時となってしまうところが妙である。わが医学は西医一辺倒であるが、少なくともその中で独自のものを育てたいものである。既にいくつかのすぐれた先鋒をみることが出来る。

（一九七九年七月）

プロジェクト研究について

多くの専門分野の研究者が協同して行うプロジェクト研究は、わが国において特に効果をあげているように思われる。医学の基礎臨床のみでなく隣接する物理、化学、生物学の専門分化が、急速に進んだ現在、集学的な研究は必然かつ不可欠なものとなった。が、国外の情況はわが国といろいろ条件を異にしているため、障害が少なくないと見る。筆者も二、三の大型プロジェクト研究に参加する機会を与えられ、うまく運営される時には非常に大きな成果が生れることを知った。

重要なことは、まとめ役に当る人々が、絶えず目標を念頭に置いて、各班員の努力をこれに集中できるように配慮することであろう。例えば特定の疾患の発生機序の解明が目的の場合、当然のことながら疾患を知らない班員の協力の方向づけが難しい。臨床家にない有力な武器を持っているだけに、その力を目標に向って最大限に発揮してもらうことが研究の成否を左右することになる。興味の趣くままに任せると鹿を追うもの山をみず、よこ路へ深く入り込んでしまうことにもなりかねない。しかしこれは極く当り前のことで全く当人の責任ではない。舵取り役の責任である。日頃感じていることの一端に触れさせていただいた。

（一九七九年十一月）

イスラム革命の勃興所感

科学の世紀という形で、つまり物質文明への甚だしい傾斜のままで今世紀が推移するのかと思っていたら、今までその存在価値を過小評価されていた地域から反動の狼煙《のろし》があがった。西欧物質文明に対し精神文明の優越を主張するイスラム革命運動の勃発である。アラブ民族主義が意図さえあれば、欧米型経済を根底から崩壊させうる原油という武器の効力に眼覚めたからである。

西欧陣の中にあってさえ繁栄のさ中に精神の堕落をみてきたものは、彼らの主張の中に天の声を聴いたものもあるに違いない。後世の人々は、二十世紀末から二十一世紀初頭にかけて、物質主義から精神主義への揺り戻しの動きの歴史的意義をどのように受け止めるだろうか。二極を頂点として二分されていると考えられてきた世界に、物質文明による汚染を嫌悪し排除することを旗印に掲げる強力な反米反ソの第三極が出現したことは、その勢力が世界人口の約1／7を擁するのみでなく、その信仰が公私の生活の中に根を張り日々の生活行動を規制する強みを持つ点からも注目に値する。

かつて東はインドから西はスペインに至るまでの広大な版図と高レベルの文化とを築き上げたサラセン王国の影を、現在の中東イランに端を発したイスラム革命の背後に感じないわけにはいかない。世界史の転回期に遭遇して折もよく強力な武器を手にしたイスラム民族が、長夜の眠りの中に代々受け継いできた確固とした信仰と強靭な精神力とによって歴史の舞台の上で再び重要な役割を演ずることは間違いないように思われる。

（一九八〇年三月）

医学の世界と詩の世界

高校時代からの親友から草野心平・岡本喬編『本郷隆・詩の世界』なる一書が届いた。彼の友人であり、そのために筆者の患者となった本郷氏は肺結核の果ての荒蕪肺に非定型抗酸菌症を続発し、肺性心の状態で最後の六年半をO_2吸入の下で死と対面しつつ、そのために一層強く目覚め研ぎ澄まされた洞察力で、鏤刻《ろうこく》しあげた数少ない詩やエッセイを残した。思わず頁を繰ると、「石果集」の一節が眼に飛びこんできた。

「闇は光を知らざりき。しかし光は闇をもっと知らない。……闇はすくなくとも利己的ではない。闇は光のネガではない。闇は解放されたもう一つの光である。」もう一度砂原先生の教えに戻ろう。

「研究のそれぞれの進展の段階において確かなことと確かでないことを厳密にえりわけた上でとり入れなければならない。対象となる患者は一回きりであることを臨床家は片時も忘れてはならないからである」。同じ言語でどちらも恐ろしい程真理を、確かさを求めながら住んでいる世界の何という違い。筆者らの世界での言語は完全に一義性、無矛盾性、同一性でなければならず、読者はそれを辿れば同一の帰結に到達しなければならない。これに対するものは主観即客観の言葉の世界である。

本郷氏が愛した広重の藍は痛みであり、光は虔《つつ》ましさ、やるせなさ、切なさである。更にもう一つの言語を加えるならばそれは宗教言語であろう。これは超越者の意志の伝達のためのものであり、従って超越的、象徴的、類比的であり、証言であり証示である。一つの世界に没入しているとそれのみが全部であると錯覚しがちである。時間をやりくりして他の広い世界ものぞいてみたいものである。

（一九八〇年八月）

検査の奴隷になるな

すべての検査法には限界があり、その限界を承知してはじめてその検査法を有効に駆使することができる。

新しい臨床検査法が続々開発され利用されるにつれ、検査データにふりまわされ右往左往する若い医師の姿が散見される。検査値のわずかなずれが病人をつくったり、大量の投薬やとめ度ない検査のきっかけになったりする。主人公の生身の生体はびっくり仰天というわけだ。高価な検査機器が無駄に使われるのみでなく、悪用される事件が報道されるこの頃である。

一寸飛躍するかも知れないが、畏友加藤周一の近著に『真面目な冗談』という傑作がある。思わず声を出して笑い出さずにはいられない風刺集で彼の博識には全く脱帽する。その中の一つに「国際オセロ学会」と題したものがある。シェークスピアの悲劇『オセロ』の解釈について各国代表の侃々諤々《かんかんがくがく》の論争の後、議長の要請で最後に登壇した幽霊で足のないシェークスピア先生曰く「みんな面白い解釈ですね。私には想像もつかなかった」というおちである。似たような風景があちこちでみられるようだといっては言い過ぎだろうか。

（一九八〇年十一月）

環境汚染と呼吸器

今世紀は工業化社会の世紀であり、その爛熟期は世紀末と共に過ぎようとしているが、環境汚染は、反作用としての自己抑止力の発動がみられるとはいえ、それは眼につき易い河川、海辺、都市大気の一部に限られており、われわれは依然として刺激性有毒性化学物質の充満する中で生活している。食品、洗剤、染料、塗料、溶剤・接着剤、除草殺虫剤、耐火断熱材、建材、薬剤、汚染ガス、喫煙等々生体が不断に接触し反応する物質は数限りない。

呼吸器障害との関連で近年注目されている主なものは、喫煙、薬剤、農薬、汚染ガス（都市大気および職場大気、すなわち刺激性ガスおよび粉塵）である。呼吸器へ至る経路としては、経気道、経口、経血管（薬剤注射）がある。経気道の場合、障害を受ける箇所と程度は、吸入物質の刺激性、粒子の大きさ、水溶性の程度、宿主側因子に左右される。大きくて水溶性のものは上部気道で捉えられ易く、小さくて難溶性のものは末梢肺野まで達し易い。急性反応としては、上部気道粘膜の充血びらんによる刺激症状、血痰・喀血、気道攣縮、間質性肺浮腫、肺水腫があり、亜急性・慢性反応としては種々の疾患名で呼ばれる病態となる。

気管支喘息、慢性気管支炎、好酸球増多肺炎、びまん性汎細気管支炎、各種びまん性間質性肺炎、肺気腫症、肺血管炎、肺硬塞、じん肺、縦隔リポマトーシス、肺門・縦隔リンパ節腫大、胸水、肺・胸膜腫瘍などである。特に胞隔炎は、百以上の原因が知られており、原因不明のものとの共通因子を探索することにより線維化へのプロセスの解明が期待されている。間質におけるマクロファージ、好中球、Tリンパ球の動態がかなり明らかになり、スーパーオキサイド、ヒドロキシラヂカル、一重項酸素が共通因子として注目されてきた。しかし長年月にわたる線維化への駆動力の根源については推測の域を出ていない。興味ある研究テーマと思われる。

（一九八一年六月）

畏友からの貴重な贈り物

今年の夏は外へ出るのが億劫なほどの暑さが続いたので家に籠る日が多かった。偶々、旧制高校以来の友人で理甲から京大哲学科へ転じ、長い思索の年月を積み重ねて退官を迎えた上田泰治君からホワイトヘッドの訳著と『論理を求めて』と題する自著を恵まれ、またもう一人の文科を出て純文学の一筋を歩みつづけて来た中村真一郎君から自らの芸術的精進の総決算の記念碑を意図したという『四季』、『夏』、『秋』の連作を贈られたので、久し振りに大作の読後感を味うことになった。この連作は老年期を氷の美に模して描こうとする未刊の『冬』で完結するとのことである。生の原理・存在の理法の一点を凝視して数十年を生きてきた、この二人の畏友の畢生の仕事に接するという感動が終始筆者の脳裏を去来して離れなかった。

人間は生れながら脱人間を志向する本能を持つという点で他の動物と異なるといえまいか。自己否定ではない。超自己への識別能である。時々おちいる自己嫌悪の根源をつきつめると人間そのものに行きつくという経験は多かれ少なかれ誰もが持つのでなかろうか。勿論その感受性には甚しい個人差があって、一方に槿花《きんか》一朝の栄を究極の目標としてあらゆるmachiavellism を肯定し、しかも夜よく眠るという極型があり、他方に多感の思春期に懊悩《おうのう》懐疑の末、自ら人間自身であることを止めてしまう極型がある。

わが交友録をふり返ると多くの感性豊かな友人とのめぐり会いが自分という一つの個性の形成に限りない影響を与えてきたことを痛感する。夏の一日龍安寺の近傍の上田君の家を訪れた時に肌で感じた「宇宙の静寂」とも形容すべき異常な静もりは京都の静けさに彼の身辺に漂よう静けさが重なった特有のものと解された。

その夏が過ぎて秋となる。遺伝子操作のような恐ろしい領域を含め人智の進展は止まるところを知らない如く映るが、それらにかかわる人々の魂が王朝の昔から祖先代々の肉体を永遠に遍歴している輪廻転生《りんねてんしょう》の一瞬の顕現とみることは、中村小説の影響の故かも知れない。

（一九八二年二月）

肺がん研究のグローバル展開

来る五月に東京で開催される第三回世界肺がん会議（石川七郎会長）に三九〇題（国外二四〇、国内一五〇）を越える応募があった。これは一昨年コペンハーゲンでの第二回会議に比べ一〇〇題以上の増加であり、出題国の分布も北米（米、加）、西欧をはじめ、数は少ないところがあっても東欧、アフリカ、中近東、東南アジア、オセアニア、南米など地球上のほとんどの地域をカバーしている。肺がんが世界的な規模で注目される呼吸器疾患となりつつあることがうかがえる。イラク、ビルマ、シンガポール、タイ、香港、台湾、中国などの名も見られ、東南アジアでの結核対策の成果があがってきたことがわかる。

また隣国中国から十五題の応募があることも注目される。プログラム委員の一人として各セッションへの割り付けのため、年末年始の休日を返上して内容を一覧したが、実態把握の第一歩としての疫学調査の報告から、新技術、新抗腫瘍剤を含めた治療法の成果の報告に至るまで、われわれが過去三十年間たどってきた肺がん研究の歴史を俯瞰するような気がした。日本肺がん学会は会員三千に近づきつつあり、今回の会議でも新進気鋭の研究者達の活躍が期待される。

（一九八二年二月）

『世界の挑戦』寸感

年末から年始にかけてＪＪＳＳフィーバーに取り付かれた。Jean-Jacques Servan Schreiber のミリオンセラー『世界の挑戦』がヨーロッパでひきおこしたフィーバーである。毎年この頃は世界史の大きな潮流の表層と深層について考えさせられる時なので、地球の全域にわたる歴史的事件の発生経緯の分析の面白さと日本を尖兵とする社会構造変革の展望は読後に少なからぬ興奮を残した。

人類は今第三の革命の波に洗われはじめている。農業革命、産業革命をしのぐ大変革である。彼はこれを第二のルネッサンスと呼ぶ。

産業革命によって築き上げられた工業化社会から情報化社会への脱皮である。工業化社会の表層では、言語、文化、政治形態、イデオロギーは多様であってもその基盤構造は同一である。化石燃料に依存し、同じエネルギーシステムを持つ、すべてが大量生産方式であり、エネルギー集約的、資本集約的、環境汚染的であり、この社会に住む人々は否応なく基準化、同時化、中央集権化、極大化の機構の中に組み込まれる。就労時間の同時性、言語の標準化、教育の画一化、都市化現象、官僚機構の拡大化などすべて工業化社会の成熟がもたらす社会構造であり社会形態である。そして今やこれらのシステムが崩壊に向いつつある。エネルギーシステム、福祉、家族、都市、価値観すべてが混乱におち入っている。

改革への第一のインパクトは、工業化社会の隆盛を支えてきた安価なエネルギーと原材料の収奪という基礎部分の崩壊がもたらした。ＯＰＥＣの戦略発動とアラブ諸国の勃興と確執、これにからまるアメリカ外交の失敗の解説は難解だった中東の動向を納得させる説得力を持つ。

第二はテクノロジーの発達である。マイクロプロセッサー革命は情報化社会の起爆力となる。そこではエネルギーの多様化、生産過程の複雑化、労働環境の多様化個別化、従って都市構造、社会組織、交通様式の大変革がもたらされよう。変化の速度は従来の線型曲線から指数曲線と増幅され雇用の機会は大幅に増える。われわれはもっと仕事をくれと要求する作業処理能力の大きな電子機械に囲まれることになる。なる程。しかしすべてがそうなるだろうか。第三世界もそうなるだろうか。

星と砂漠の空間に神をみる民族もあるのだ。「砂漠にいると何もないから満たされて完璧なんです」とはある対談で曽野綾子氏が語った言葉だ。筆者にも三十年前最初の留学時、豊富のさ中での強い貧乏意識をアメリカ人の中にみた鮮烈な印象がある。ところで手許のいくつかの医学雑誌をみると、日本文なのか翻訳文なのかわからないような報告が目立つのはなんとも奇異な感じであった。

（一九八一年二月）

一九五一年秋の思い出

十月二十四日（水）北本先生と Memorial Hospital of Sloan-Kettering Inst. 見学。杉浦先生にＴＥＭその他 anti-folic acid についての実験をみせて頂く。

十月二十五日（木）正午、北本先生と Amberson 教授に面会、2～3.30 p.m. Staff Conference, 4.00 p.m. Dr. Cournand の研究室 spirometer は正確性に欠けるので血液ガス分析の方に重きを置いているとのこと。

十月二十九日（月）Phila の Henry Phipps Inst. 訪問、Dr. Aronson のＢＣＧ研究見学。

十月三十日（火）再び Cournand 研究室（北本、川島先生）、次で Rockefeller Inst. に Dr. Rene Dubos 訪問、フランスなまりのわかり易い英語、培養器、感染実験、血清試験法、組織培養の話。午後N. Y. 衛生局で Dr. Drolet の結核の推移の統計をみる。翌三十一日は Dr. Chase に結核対策と減少ぶりをきく。

十一月二日（金）Acad. of Med.（103st）で 4.30 p.m. から Dr. Amberson の Friday Lecture. Recent advances in the management of pulm. Tbc.

十二月十二日（水）Willared Parker Library の諸名簿に次の名を見出す。1924 June 7, Takeo Tamiya, K.Shiga. 1926 Apr. 2 Ch. Yokote. 斎藤潔、野辺地慶三、1926 Sept. 14, Emest (Vienna), Loewenstein. Sept. 25 Keizo Nobechi. 1927 Oct. 26, Aihiko Sata. 1928 Oct.

13, H. H. Dale（London）1930 Feb. 27, 石井四郎、1931 May 31, Yuzo Toyama, F. Shionoya

一月二十六日（土）Mt. Sinai で Dr. Klemperer の Patho をきく。とつとつとして喋る。

五月二十六日（月）Boston の結核病学会出席、ＩＮＨの報告が注目される。

七月一日、New Brunswick に Dr. Waksman 訪問。

七月十日（木）Dr. R. Dubos 再訪、二時間話をきく。

七月十四日（月）Sloan・Kettering Inst. 再訪、杉浦、太田両先生の御案内、十三Ｆの食堂で昼食をいただく。

以上はふとしたことで眼についた一九五一年～一九五二年の小生のメモからの抜粋である。日月の流れは遥々として流れ去ったごとくでもあり、また遅々として揺曳《ようえい》しているごとくでもある。暫く沈思の中に動かずにいた。

（一九八二年六月）

情報革命予想

工業化社会から情報化社会への未曽有の革命の波が間近に迫りつつある。世界経済の停滞にもかかわらず、コミュニケーションテクノロジーの急進展は多様のメディアの開発を加速した。ラジオから原始テレビへ更にカラー多重テレビへ、そのテレビも主役の座から降り、多極多様の新メディアが参入しようとしている。ここ数年視界に捉えられたニューメディアに関する用語は小辞典を必要とする程限り無く多い。

静止衛星、放送衛星、衛星放送、スピルオーバー、インテルサット、コムサット、テレテキスト、文字放送、ＳＴＶ（Subscription TV）、ＣＡＴＶ（ケーブルＴＶ）、ビデオテックス、キャプテン、ＣＡＩ（Computer Assisted Instruction）、ＶＲＳ（Video Response System）、テレコンファラソス、テレメータリングシステム、ＤＤＸ（Digital Data Exchange）、ＣＴＳ（Computerized Typesetting System）、ＩＮＳ（Information Network System）、ＰＣＭ（Pulse Code Modulation）、ＳＨＦ（Super High Frequency）、光ファイバー、光通信、インフラストラクチャー、ホームディーリングシステムなどなど。

こうなると確かに辞典が必要になる。しかもこの多くは十年以内に日常語になろうとしている。先日機会があって電々公社のＩＮＳ（高度情報通信システム）開発現場とモデルシステムを見学し、わが国が先端を行く光ファイバーケーブルを手にして深い感銘を受けた。ＩＮＳは次の世紀の社会構造、産業、社会機能（政治・行政、医療、教育）、社会生活（家庭、職場）のあらゆる領域の変革をもたらすことが予見される。医療については、地域医療の充実、医療水準・サービスの向上、医療情報管理の高度化がもたらされ、医療体系の再編整備がすすむと思われる。若く勇気ある人々には希望の朝焼けと見えよう。十九世紀末の産業革命を超える二十世紀末の情報革命の大波の隆起を二十一世紀の人々は回顧するに違いない。

（一九八三年三月）

一九八四年初頭所感

一九八三年が跫音をたてて過ぎて行く。二十一世紀が近づく、われわれはどこへ向っているのか？「世界は」―と C. V. Gheorghiu は小説『二十五時』の中の主人公の一人に言わせている。

「人類に属することを止めた」と。『二十五時』は二つのことを訴える。一つは、ヨーロッパ文明が既に死滅したこと、つまりヨーロッパは米ソ二超大国によって二分され、主体性を持つことはもはやないということ（一時的なドゴールの反乱はあったが）。もう一つは、人間がこの地上からいなくなりつつあること、つまり人間と機械との交配によって生れた奇妙な雑種 ― 心臓の代りにクロノメーターを持っている退化種族 ― が地球を占領しつつあることである。彼らの顔は人間に似ており、しばしば人間と混同されがちだが、彼らの振舞いは機械である。

この作品は著者の祖国ルーマニアでは出版されることができず、パリで訳出されたのが一九四九年であり、一九五〇年代はじめにベストセラーになった。

年の瀬がこの小説を思い出させ、世に出てから三十年余を経過したとは信じ難い程の現実性を増していることを痛感させる。何の咎《とが》めもない善意の人々が次第に個を抹殺されて行かねばならないという読む者にとってやり切れない暗い悲劇が暗示する救いの途は何か。ワープロの普及は国語ひいては固有の文化を変革し、通信衛星は、国・地域の特殊性の喪失をもたらす。

間近に迫った世紀の移行期には、人間の主体性回復を目指す第二のルネッサンス運動が切実に望まれる。医学の領域でもテクノロジー最先端を走るものは自らがどこへ向っているかを知らない。われわれは時々足を止め、差しかかっている歴史の里程標を確認し、方向づけをする必要がある。

（一九八四年一月）

症例個別化の重要性

特に内科臨床医が、新しい治療の知識を実地診療の場に応用する時、心しなければならないことは、症例の個別化の重要性である。一般論を述べると、およそ成書には、病因、症状、治療法に関するすべてを網羅して記載してあるから、具体的に特定症例の診療に当っては、診察所見および検査所見によって、これらの成書中に列記してあるもののうち、具体的な担当症例において、どのような因子がどの程度関与し、どのような病変がどれほどの範囲にどの位の強さで生じているかを判断しその患者の performance status とにらみ合せて治療法を取捨選択し、かつ薬剤の用量を絶えず適正に維持し、安静の程度を調整するのが担当医の任務である。

成書の記載のすべてがそのまま実行されては、かえって患者は大きな被害をこうむることになる。ことに高齢者や難病と呼ばれる疾患の罹患者の治療は細心の配慮が必要となる。継起し累積する病変を背景とした動的な臨床過程の中で、同一症例でも日々その対応は異なるはずである。しかも死に至る病の治療は、常に一番勝負であってやり直しは絶対許されない。その上、打つ手はその患者の社会的背景や人生観をふまえたベストのものであって、後からふり返って悔いが残ってはならない。これが臨床医の負っている義務である。厳しく激しい真剣勝負の世界だと思う。

最近とかくマスメディアが好んで話題としたがるような放漫な薬剤の使用が医師一般の姿勢を示すものとは到底考えられない。しかし研究熱心のあまり、臨床不在の臨床教室もないとはいえない。医療の原点に立ち戻ってみることも必要と思う。

（一九八四年六月）

個と全寸感

四年毎の医学の祭典日本医学会総会が四月、四、五、六の三日間東京において盛大に開催され、これと前後して結核病学会、胸部疾患学会など各分科会総会があり、東京の各会場周辺は医学関係者で賑わった。天候にも恵まれ、満開の桜花を背景に医学会も分科会も予想を越えた参加者があったようである。明治三十五年の第一回の総会以来日本医学会総会は、わが国運の隆盛と共に成長し、昭和三十年代の第十四、十五、十六回総会は参加者三万人を越える最盛期に入りマンモス学会と呼ばれたが、以後専門分化の進行につれて漸減し、昭和五十年の第十九回には、医学界をまき込んだ大紛争を反映して参加数一万五千と最低を記録した。

最近は再び増加の傾向を示しつつあるが、本総会の存在理由を如何に主張するかは、学会主催の方々の最も苦心するところとなっている。今回の総会は、昨年一月の日本医師会の定款改正に基づき日本医学会が主催する第一回目の総会であることを第一の特徴としている。

その他、日本医師会の生涯教育制度と連動し、生涯教育の役割をも担うということで、参加者には参加証および生涯教育研修証が与えられることや医師のみならず医療関係者にも門戸を開いたことも新しい企画である。その故か参加者の熱心さは以前よりかなり高いと思われた。筆者が参加した日の各会場は満席で床に坐りあるいは立ったままの聴衆で溢れていた。

しかし多数の会場や展示によって医学、医療の多面性を掘り下げ、その巨大な運動量を眼前に示されると個人の情報処理能力をはるかに越えた怪物の威圧感に圧倒される印象を持った方も少なくないだろう。臨床の原点は一対一の人間関係であり〝手づくり〟の医療である。この個と全との関係という哲学的テーマは今後のいずれの総会でもつきまとう根源的な問題として残っていくであろう。ともあれ日本医学会総会は日本の医学の歴史の里程標である。若い医師諸君にも役割を与え、分割登録制を考慮するなどして参加の機会を増して欲しいと念願する。

（一九八七年五月）

パクス・ルソ・アメリカーナの崩壊

時の流れに断絶はないが、長い道路の傍に里程標を立てるように人は新しい年を区切ることによって、過去をふり返り前途を想い、現在の位置づけを確認しようとする。世紀の移り変りが近づく。われわれはどこに向って、いくのか。

かつて小説『二十五時』の中で、Gheorghiu はヨーロッパの将来について悲観的だった。ヨーロッパ文明は既に死滅したと決めつけ、米ソ二超大国によって二分されたヨーロッパが主体性を持つことはもはやないと主張した。またヨーロッパのみならず地球は人間に属することを止め、人間と機械との交配によって生れた奇妙な雑種、心臓の代りにクロノメーターを持つ退化種族によって、人は地球から駆逐されつつあると訴えた。それから半世紀経つと世紀は移る。人間は主体性を回復できるのか。

その兆しを視界内にとらえることができるようになったと思いたい。世界秩序の上に君臨した米ソ両超大国覇権の凋落、パクス・ルソ・アメリカーナの破綻衰退という歴史の大舞台の転回を背景とし、東西ヨーロッパのみならず戦後の疲弊から抜け出した国々の自主性の主張の中に、また星と砂漠の空間に神をみる人々の主張の中にそれをみる。あるいは、基準化、画一化の社会構造をもたらした工業社会から、多様化、個別化の変革を結果する情報化社会への移行の中にもそれがみえるといえまいか。

Gheorghiu の暗い時代の予言から半世紀近くを経て人間の英知、というより自然の大摂理が人間をして復原力を発揮させはじめたと考えたい。

（一九八八年一月）

タバコと健康問題寸感

タバコ葉と人類とのつき合いは数世紀にわたって長いが、喫煙と健康に関する科学的研究の歴史は極めて浅い。今世紀も後半の一九五〇年以降のことである。つまりわれわれのからだに及ぼす喫煙の影響について知る所は未だ少ないのである。十五世紀末の一四九二年にコロンブスがキューバ住民の喫煙習慣にはじめて接した時点を契機として喫煙は西欧文明社会に登場する。わが国には天正の頃ポルトガル人によってもたらされ、慶長の頃から鹿児島や長崎付近で栽培が始まる。

しかし喫煙習慣が飛躍的に広まり社会の各層に定着するのは、十九世紀末の第一次産業革命以後となる。シガレットの形で大量生産がなされ、タバコ産業が大企業として出現してからである。喫煙は単なる嗜好にとどまらず流行となり、灰皿は、ホテルでも職場でも家庭でも至る所、浴室からトイレの中まで備えられるに至った。

第二次世界大戦は更に喫煙習慣を浸透させた。この目覚しい喫煙率の上昇が健康問題への関心を呼び起こしたことは自然のなりゆきといえる。その端緒は肺がんとの関連の問題で一九五〇年の初めのことでタバコ煙中の3、4-ベンツピレンの発見がきっかけである。一九六二年にロンドン王立医師会が、一九六四年に米国公衆衛生局が相次いでシガレット喫煙が健康に障害を及ぼすとの警告を出し、一九七〇年にはＷＨＯ総会で喫煙制限についての提言がなされた。

以後、研究対象は肺がんのみでなく広く呼吸器、循環器、消化器、内分泌代謝、妊婦胎児、精神心理への影響、ニコチンの薬理作用、受動喫煙へと次第に領域を拡大し現在に至っている。未解決の問題が山積する魅力ある研究領域といえよう。例えばニコチンのような単離物質の薬理作用さえ不明の点が多く、分子生理学の進歩を背景にニコチンレセプターの脳内や筋肉内分布の解明が新しい知見を加えつつある状況である。開拓を待つ沃野を眼前にひろく見渡す思いである。

（一九八九年八月）

ヨーロッパ奇跡の復活偶感

冷戦に敗れたソ連の敗軍の将ゴルバチョフは、先見の明ある判断から余力を残して敗戦処理に当り、敵国の首都ワシントンで戦勝国民の拍手の中で堂々と手打ち式をした。経済戦争と軍事戦争の相違があるとはいえ、わが国がトコトンまで戦い尽し無条件降伏したのと対照的である。

半面、敗戦を自覚せず既得権益にしがみつく一部の国民を抱えた国内処理は難題である。ベルリンの壁崩壊に象徴される東欧諸国の政治形態の変革の大きさとスピードは、新聞・テレビの報道の多くが予想を越えたとしているが果してそうだろうか。

筆者は曾って Gheorghiu の『二十五時』（一九四九年パリで発刊、河盛好蔵訳）についての感想を回想する。「二十五時」即ち最後の時の後にくる時間、メシアの降臨をもってしても何ひとつ解決されない時間「二十五時」において作者はヨーロッパ文明の救いなき死滅と機械人間という一種の退化種族による地球占領をテーマに、罪なき善意の人々が次第に個を抹殺されていく過程を主人公の命運を中心に描写し、マルクス主義形而上学の錯誤—それはプラトン、カント、ヘーゲルに至る観念論的普遍主義の系譜にさかのぼる—を突く。

自己の個別性が消されて普遍として捉えられることに喜びを見出すヘーゲルに対し、個別性の否定を嫌悪するキルケゴールとのコントラストについても想起する。とにかく、「二十五時は鳴った。ヨーロッパは既に存在しない」という絶望感は作者の祖国ルーマニアでの悲劇の体験から生まれ、小説『二十五時』が三十五年後の昭和五十九年当時信じ難い程の現実性を増していることを痛感すると筆者は記した。

筆者の東欧旅行体験と併せて、社会改革の雪崩現象は窒息寸前の人々の連鎖反応として当然起こるべくして起ったという気がする。丁度気腫性嚢胞が熟柿の落ちるように破れて自然気胸をおこすと同様に。Gheorghiu の嘆きから半世紀を経てヨーロッパが奇跡の復活の息吹きを見せ始めたことを喜びたい。

（一九九〇年八月）

「砂漠の嵐」作戦偶感

「砂漠の嵐」作戦は、その名のように忽ちおこりそして忽ちのうちに去った。昨日までのなまなましい戦場の映像は、急に遥かな遠景となって退いた。しかしこの短かい日々の間に与えられた衝撃ともろもろの感慨は一、二にとどまらない。わが国が国連決議を錦の御旗とし多国籍軍に協力することは当然と思うが、国会で首相が熱っぽく平和の大義を説き、イラクの国際法違反を糾弾する姿は、傲岸不遜無法の経歴を忘れた年配者が、したり顔に若者に道義を説教しているような奇妙滑稽な光景とみたのは、現在のイラクの中に五十年前のわが国を二重写しのように思い浮かべざるを得ない戦前派の哀しさか。

聖戦、アラブの大義、アラーの啓示、勝利につぐ勝利の戦況報道、狂信と熱狂などなんとついこの間のわが身に酷似していたことか。今回はテレビの中継が否応なく事実または事実らしきものをわれわれの眼の前に呈示してくれたことが大きな違いだった。

三年前（一九八八年）筆者は米ソ両大国の覇権の凋落、パクス・ルソ・アメリカーナの破綻衰退という世界史の大舞台の転回を背景とした東西ヨーロッパのみならず、戦後の疲弊からぬけ出した国々の自主性の主張の中に、人間の主体性を回復しようとする動きをみた。その中には星と沙漠との間に神をみる人々の主張もある。強要された境界壁の崩壊にはじまる解放は、東欧のみにはとどまらない。元来個性的で自己主張の強い欧州の復元は早いだろう。

ペレストロイカとグラスノスチはソ連だけが必要とするのではない。メソポタミア文明、アッシリア大帝国、アッチラ大王、バビロニア王朝、バビロンの捕囚など少年の頃の夢をはぐくんでくれた由緒ある中東の地も例外ではない。先進国においても画一化、基準化の社会構造をもたらした工業社会から、多様化、個別化の変革を結果する情報化社会への移行の中にその動きがみられる。

（一九九一年四月）

肺移植偶感

京大胸研主催の公開京都肺移植セミナーにおける講演と公開討論は、移植が当面する深刻な問題点を浮彫りにしている。

筆者は臨床の現場で難治または不治の疾患を持つ数々の症例を担当した当時の悪戦苦闘と心労とを未だに忘れることができない。患者本人のみならずその身内の人々にとって、後日振り返ってみても最善であったと信ずることのできる治療法を選びそれを行っているかどうか、深夜に眼が冴えて寝つかれない幾夜があった。それを思い出すと、今回のセミナーで各演者が、死期の迫った患者を前にして努力を尽し、情熱をこめて技法の改善に日夜心を砕いている事情は十分に理解同情できるところである。また手術や術後の免疫抑制、感染防止、拒否反応などの諸対策に堪えなければならない、患者の苦痛も並々ではないに違いない。

しかし移植手術には、目前の患者の治療が始る前提としてドナーの臓器を譲り受ける、言い換えれば同じ人間仲間の死をあてにするという一つの大問題がかかわる。治療は譲り受けた臓器の到着から始まるわけで、それ以前の過程には他の人々のかかわりが必要である。他人の死を待つ、あるいは願うというおぞましい心の荒廃の恐れを危惧する声も少なからずあるようである。移植を受ける当人およびその担当医に関する限りその成功は患者の社会復帰、社会への貢献など心が充たされるものが多いだろう。

しかし移植を待つ列の中から待ち切れずに世を去るものも少なくなく、順序決定の公正度を含め難かしい問題が生ずるおそれもある。移植術の周辺に地獄の徴候をみる人もある。米国の肝移植のセンターとなっているピッツバーグ大学に留学中のある研修医の便りによれば、ふと眼にとまったステッカーに"Don't take your organs to Heaven, Heaven knows we need them here"とあったという。

霊魂の去った肉体は蝉の抜け殻のごときものという割り切り方のできる国柄では、死後の臓器の切り取りは案外受け入れやすいのだろうが、遺体そのものが神となったり寺社の本尊となるようなところではなかなか同じ様にはいかないだろうことも察しがつく。考えさせられる問題である。

（一九九一年十二月）

宇宙寿命偶感

予想したことではあるが、世界は今新しい秩序を求めて混乱の時代の只中にある。民族の自主独立、自由民主の旗印の下での紛争は次の世紀まで止まるところがないようにみえる。地球の誕生は四十五億年前。太陽の燃料はおよそ百億年分。すでに四十六億年経った今からは数十億年で燃え尽きる。宇宙学者小尾信弥氏によれば、燃えつきる前に太陽は半径が百倍以上、明るさも数千倍になる。水星、金星は飲み込まれ、地球は蒸発。もちろん人間はこの光景をみることはない。人間にとっては無限に近い宇宙の生涯の中の一瞬間の存在である。にもかかわらず、ある条件が成立して地球上に生命が生れ、進化し、人間が現われ、天体を観測する器械をつくり出し、理論を駆使して宇宙全体の構造や宇宙の誕生から終末までを考え、自らの立地点を追求している。われわれは宇宙が無から生れ、限りなく膨張をつづけながらやがて希薄な電子と陽電子だけの世界になる過程、つまり宇宙の歴史の中で最も安定し栄えているといえる銀河の時代にあるわけである。

その人間は、新しい宇宙認識を可能にしたエレクトロニクス革命のさ中にいる。テレビの映像を通じて視覚と聴覚とは、地球の裏側まで、また北極から南極まで及ぶようになった。宇宙衛星は、巨視的には地球全体を包括し、微視的には局地の詳細に眼を届かせる。かつて神のみの属性とされた「遍在」が、視覚・聴覚の次元では実現されようとしている。

西田・田辺哲学の流れを汲む哲学者大橋良介氏によれば、哲学・テクノロジーの知と労働は外延的に無限へと拡大しようとする。それに対して宗教的な信と行との身体性はそれを禁止し、内面的無限に向う。両者の対峙《たいじ》と緊張関係が人間の身体的存在の様態として不可欠といわざるをえない。ここで身体と肉体とはちがう。肉体は空間的に限定された有機体で、昔から精神と二元的対立関係にあったのに対し、身体は精神と肉体の総合であり、そこではじめて生死が問題となり、快楽と苦悩と救済が求められ、一方は宗教となり、一方は技術となると定義されている。
不遜にも神の遍在を身近にしようとする人間が、地球と運命を共にすることが許されるか否かは不明である。

（一九九二年八月）

基礎と臨床のバランスについて

当今の医学研究の総力が遺伝子系の解明へ向っており、次の世紀にまで続くことはあきらかである。われわれのからだは遺伝子系の法則によってつくられている。すべての生体反応のしくみを科学的に実証しようとすれば分子細胞学、分子病理学、分子生物学的に解析を進めなければならない。肺の防御機構にしても気道反射機構にしても関与するサイトカイン・ネットワークの確立から受容体や情報伝達の機序の解明へさらに遺伝子機構へ迫ることになる。糖代謝やホルモンの研究然り、脳神経細胞の研究然りである。今臨床を志して、臨床教室に籍をおく若い研究者の悩みは深い。

なぜならこのような研究は片手間では出来ず一生の仕事になりやすいからである。臨床に留まるか基礎へ移るか。昔も今も臨床教室の若い研究者達は、昼は病室に在って患者を担当し、診断し治療し臨床検査に従事し、午後五時頃から研究室に戻って自分の研究テーマに取り組んだ。したがって帰途につくのは夜更けとなり、研究計画によっては泊り込むこともまれではなかった。現在と異なるのは臨床と研究との乖離《かいり》の距離であろうか。以前から研究の面白さにのめりこんで臨床を放棄して基礎にとどまり、あるいは基礎教室へ転籍する事例は珍らしくない。

筆者自身もフルブライト留学一九五二年当時の経験がある。一九五六年度のノーベル賞受賞者となった Cournand 生理学教授と Richards 内科教授のコロンビア大学呼吸循環機能研究室では、土曜日にカンファランスを持って一週間の研究結果の討議をしていた。米国では週末は休日が当然で、金曜午後のニューヨークから放射する道路は大混雑が常態であった。一日は二十四時間しかないのに基礎の連中にこのように研究に打ち込まれては、臨床の片手間では対等に立ち向かうことは困難と感じたのである。

しかし医学の研究においては、基礎的研究の評価、応用、方向付けに、病気、病人、人体の構造と機能を承知している臨床医の貢献がしばしば非常に重要な役割を果し得ることに自信を持つことが出来たのは、後年になっていくつかの研究プロジェクトに従事してからである。

（一九九六年三月）

複雑系へのパラダイム移行

実証科学の世界では、実証を欠く理論は認められないのが通常であるが、新しい発見は理論的帰結からでなく、理論・理性を越えた偶然の経験が契機となることは、フレミングのペニシリン発見をはじめまれでないことが面白い。近代科学は要素還元法の科学から複雑系の科学へと変容しつつあるといわれる。生体を含めたあらゆる自然現象を、より小さな単位に分解して調べ、構成要素の理解から全体を知る方法を基本姿勢としてきた。生物を知るために細胞を、細胞を知るために分子を研究対象とする。すなわち要素に分解・還元して再構成する方法である。

数学系の領域でも七十年代のカタストロフィー理論、八十年代のファジー、九十年のカオスと、要素還元を超えた総合的視点へとパラダイムの転換がみられる。といって複雑なものを複雑のまま全体として捉える立場が完成されたわけではもちろんない。混沌としたものが多分に残っている。びまん性汎細気管支炎（ＤＰＢ）に対する著効からそれまでパッとしない抗生剤であったエリスロマイシン（ＥＭ）が一躍脚光を浴びるようになったのはここ数年来のことである。従来の要素還元方式すなわち抗菌作用測定値からの判定からは、ＥＭのＤＰＢへの治療効果は期待できないから、担当医は誰もＤＰＢ患者にＥＭ投与を考慮せず、実際に投与もしなかったのである。ＥＭ効果を見直す端緒となったのは全くの偶然である。

工藤翔二日本医科大学教授が担当していた某ＤＰＢ患者の長野への移住を同教授は暗い予後の見通しの下に送ったが、当の患者は予想を裏切って数年後に元気な姿を再び現わしたのである。地方の某医師がＥＭを与えていたのであるが、これまた根拠があったわけではない。工藤教授がこれを見過さずに究明の標的として取り上げた見識は敬服に値する。

爾来わが国におけるＥＭの宿主の炎症・免疫細胞のみならず防御機構へ及ぼす広範な作用機構の解明成績は欧州米国へ波紋を拡げつつある。この事実の示唆するところ少なくないことを痛感する。

（一九九七年三月）

天寿がんについて

近年のCT・HRCTの普及は、従来の普通単純Ｘ線検査では摘発できない微小陰影を描出し、その鑑別診断に呼吸器専門医が悩ませられる場面が、日常の風景となった。十ミリメートル以下の微小陰影を前にして、肺がん、肺腺腫、肺内リンパ節、肺過誤腫、結核腫、器質化肺炎、局在肺炎、転移性肺がんを念頭におきつつ、そのいずれであるかを鑑別することは容易ではない。しかしこの時点での診断は一〇〇％に近い治癒率に結びつく故に努力のし甲斐はあるというものだ。

これに比べると死に至る難病である全身性疾患としての肺がんの治療は今だに決定的な

break through はみられず、担当医も患者も悪戦苦闘を強いられる状況にある。

ところでわが国はここ数年来世界一の長寿国となり、平均寿命は男性七十六才、女性八十三才を数えるに至っている。したがって高齢者のがんも当然目につくようになると予想される。これら寿命に達した人々の間にみられる一部のがんを、自然死の一型と見做《みな》して「天寿がん」と呼称しようという提案がある。

癌研究会癌研究所の北川知行所長の所論で、なるほど肯綮《こうけい》に当たる思いがあり、以下簡単に紹介したい。同氏の定義によれば、「進行が緩徐であまり苦痛もなく、あたかも天寿を全うしたように人を死に導く超高齢者のがん」である。ここで超高齢者とは、上述の現時点での日本人の平均寿命にかんがみ、男性八十三歳、女性九十歳を過ぎた人としている。氏は、九十八才男性の胃がん症例および九十二才女性の肝がん症例がいずれも老衰死のような穏やかな死の転帰をとった経過を引用し、超高齢まで元気で生きてこのような死に方ができるならば、がんで死ぬのも悪くないと考えたのが天寿がん思想の発端となったと述べている。

天寿がんとわかった場合には積極的な治療をしないことが最善で、進行がんのあるものは天寿がんに導くことを治療の目標とするということである。筆者もかつてこのような症例を経験したことを思い出す。北川所長は目下症例の集積に務めておられるとのことであるが、診断から治療までのコンセンサスが早く確立されることを期待したい。

（一九九七年七月）

世紀回顧

「良き時代であり、あしき時代であった。知恵の時代であり、暗愚の時代だった。信念の時代であり、不信の時代だった。光の季節であり、闇の季節だった。希望の春であり、絶望の冬であった。前途洋々であり、お先真っ暗だった。」

Charles Dickens の Pickwick club については呼吸器専門医の誰もが知るところであるが、われわれが生きた二〇世紀の特徴をぴったり表現するこのような記述が、百年以上前の一八五九年の彼の著書〝A talk of two cities〟の冒頭に書かれていることは、筆者寡聞にして最近まで知らなかった。こうしてみると前世紀も同じような印象を人々に与えた世紀だったのか。あるいは人類の生きる歴史はどの世紀も同じようなものであるのか。

しかし一方で史家は言う。二十世紀のような悲劇的な世紀は、人口の激減をもたらしたペスト禍の十四世紀と、三十年戦争の十七世紀しかないと。戦争、革命、民主化の三語をキーワードとする二〇世紀の前半は大戦、後半は冷戦で占められる。この間を縫って朝鮮戦争がありベトナム戦争があったし、第三世界の戦乱はまだ終息しない。一八九一年レールムノバルム（法金の回勅《かいちょく》）の中でレオ十三世は「資本主義の弊害と社会主義の幻想」を説いた。百年あとの一九九一年五月レールムノバルム第二でヨハネパウロ二世は「社会主義の弊害と資本主義の幻想」を説いた。百年前には原始資本主義制度の下で富が偏在し、貧困と搾取の中で、公正かつ人間的な社会主義的世界を夢に見、百年後には、独裁者による管理社会の下での人間的尊厳の喪失から再び修正資本主義への回帰を試みることになる。

しかしこんどはもとへ戻るわけにはいかない。資本主義と社会主義とを超えてリベラリズムの立場を貫く制度主義への希求である。一九一七年のロシア革命に始まり一九九一年のソ連崩壊に至る七十年間にわたる壮大なマルクス主義の実験が無数の犠牲者を出して無残な結末を迎えた現場をわれわれは目撃した。次の世紀が同じことの繰り返しでよい筈がない。すべての国民が人間的尊厳を保ち市民的な自由を守ることができるような制度の下で、教育・医療をはじめとする重要な社会的共通資本が安定的に維持・管理され、そのサービスが社会正義に適った形で国民の各人に供給されるようなシステムの実現が求められている。

遺伝子操作の技術を手にした分子医学の前途もまた厳しいものがある。一九九七年も押しつまり、世紀の移り変わりを意識することの多いこの頃である。

（一九九七年十一月）

今世紀回想

今世紀の前半は呼吸器病学イコール結核病学の時代であった。肺結核一辺例から離脱した近代呼吸器病学は一九五〇年から始まる。Saranak Lake サナトリウム閉鎖宣言の年である。わが国の日本胸部疾患学会は一九六一年、肺がん学会は一九六〇年、サルコイドーシス学会は一九八〇年の発足である。一九五〇年代は、Cournand A および Richards D. W. の Nobel 生理学・医学賞受賞が象徴する呼吸生理学開発の時期である。呼吸生理の面からの新しい診断法や疾患名が続々と生れた。

一九六〇年代は肺の代謝・内分泌機能領域に進展がみられる。Metabolic Functions of the Lung（Bahkle Y. S. & Vane Y. R. Marcel Dekker 1977）と The Endocrine Lung in Health and Disease（Becker K. & Gazdar A. F. Saunders 1984）がこの時代の特徴を総括する。肺の潅流実験法の導入も役立った。hyaline membrane disease, IRDS, ARDS, ホルモン産生肺がんが生れる。アラキドン酸カスケード、ál-AT, ACE の動態解明がなされる。肺表面活性物質の現在（吉田清一 真興交易 1990）の好著がある。

一九七〇年代には肺の防御・免疫機能の研究が展開する。Studies on pulmonary alveolar macrophage from the normal rabit（Myrvik W. et al. Immunol. 1961）に始まり、Analysis of proteins & respiratory cells obtained from human lung by bronchial lavage（Reynolds H. Y. & Newball H. H. J. Lab Clin. Med. 559 1974）に至って肺内病変の場における免疫防御反応・追跡の直接探索が可能となる。

Iromulogic and Infectious Reactions of the Lung（Kirkpatrick C. H. & Reynolds H. Y. Marcel Dekker 1976）および Respiratory Defense Mechanism part I & II（Brain J. D.

Proctor D. F. & Leid L. M. Marcel Dekker 1977 でこの領域の概念はほぼ完成する。また BALT（bronchus associated lymphoid tissue）の役割も注目される。immotile cilia 症候群（一九七五）が登場する。

一九八〇年にはいると肺細胞機能研究が展開する。既存の解剖病理学の肺の構成単位としての肺細胞ではなく、新しい分子生物学の基礎単位としての Respiratory Cell または Lung Cell である。単球、肺マクロファージ、リンパ球、好中球、好酸球などの活性とそれらが産生するサイトカインの機能と動態が解明される。

Am J. of Respiratory Cell & Molecular Biology の一九八九年の創刊はこの時代の特徴を示すものである。細菌やウィルスの迅速診断法が開発される。一九九〇年以降は、サイトカイン発見から構造決定の時期を経てサイトカイン受容体と伝達の機能が明らかにされ、サイトカインネットワークの全貌が追究されるようになる。サイトカインまたはサイトカイン阻害剤による疾患制御の試みが始まる。遺伝子操作による診断や治療への挑戦も次の世紀へ入って益々拡大することが視野に入ってきた。次の世紀は遺伝子の世紀となるだろう。

（一九九九年十二月）

特発性間質性肺炎にまつわる随想

昨年二月に急逝された日本医大学長木村栄一先生の追悼記をいただいた。頁を繰ると、或る級友の追憶の中に、医学生の頃、木村先生がジンメルを読むサークルを提唱されたとある。そうか、木村先生もジンメルに惹かれたのかと私は想った。同じ時代を数年おくれて私は先生の跡を辿っていたのである。ゲオルク・ジンメル（一八五八～一九一八）の断想は今尚私の座右の書である。

Windelband の価値哲学に入ることなく、Bergson の elanvital に惹かれ、ついで Simmel につながっていった。再びキルケゴールに戻ったのは戦後になってからである。Simmel の生の哲学、生の複雑構造論、実存的人間把握は、浅薄な理解力しか持たない私をひきつけ、ある程度の安らぎを与えてくれた。Simmel もまた一次大戦によってその死を早めた孤高の哲学者である。

ところで特発性間質性肺炎は難病である。厚生省特定疾患調査研究の対象疾患となり、プロジェクト研究発足以来九年を経過、本年は十年目に入って尚研究続行中。この間わが国における実態、病像については明かにされたが、原因は尚不明、予後は重篤である。急性型、慢性型に大別されるが、症例毎の経過は多岐に分れ一様でない。治療はステロイドのみといってよいが、用法、用量、減量法、維持法は一律でなく、個別化が要求される。

木村先生は急性型の中でも劇症で発症後約四週間で亡くなられた。癌研究の泰斗吉田富三先生は十年に及ぶ慢性経過の末の呼吸不全であった。労作時息切れを沖中先生に訴えておられる時、傍らに侍していた私の網膜に典型的な太鼓バチ指を呈していた吉田先生の指尖が焼きついた。最近長逝された大学時代の恩師東龍太郎先生は、慢性停滞型でインフルエンザ罹患を契機とした急性増悪である。全身衰弱（老衰）の顕現化以前に間質性肺炎の制御を成就することが治療目標となり、時間との戦いとなった。周辺の方々の献身にかかわらず肺炎が鎮火した時、先生の復原力は既に失なわれようとしていた。

しかしこの戦いの跡を再三検討してみて、とられた処置は best であったと思う。他に better な手があったとは思われない。本症の急性型と慢性型では、ステロイドの使用法がまるで違う。また症例毎に違う。同じ症例でもその日の状態、病変の変化、合併症のそれぞれに応じて治療法の組み合せ方、薬剤の用量、安静の程度の調整を要する。将棋の一番勝負と同じで一手一手が死活を制する。名人戦も野球のチャンピオンシップも数番勝負であるが、病気の治療は常に一番勝負であってやり直しは絶対きかない。本病のみでなく重篤《じゅうとく》疾患に共通のことであるが、一手一手がベストでなければならない。しかも長考する時間は極めて限られている。

一手を案じて夜中に眼が覚めると眠られなくなる。これが臨床医に課せられた義務である。厳しく激しい真剣勝負の世界だ。日本には臨床不在の臨床教室はまだまだ多い。つとに患者に向って仕事をする姿勢が強調され、良医の育成を目指してきた順天堂大学の一層の発展をもたらすためには、もう一つこの厳しさが求められる。第一線から退いた今、卒業以来の臨床生活をふり返り軽い疲労感と解放感とが織りなす感慨に浸りながら、青年医師諸君の健闘を祈ること切なるものがある。常に名棋譜を残していただきたい。

（一九八三年盛夏）

ある葬儀の印象にはじまる随想

大槻露子夫人の告別式に参列して近来にないすがすがしさに洗われたような気持になった。故人を想う心をそらし、会堂の空気を損なう來雑物—名や施設名—が一つもなく、生花に埋もれた遺影のまわりに哀悼の真情のみが溢れていたからだ。

人生の最も厳粛な終焉を宣伝に利用しようとするさげすむべき根性が横行している。かかるやからの供えるものは花までが偽ものときている。

めでたく晴がましい婚礼も同じと思う。一見豪華な式は、逆に心の貧しさを感じさせる。心からの激励と祝福とにつつまれた美しい結婚式として記憶に残るのは現在長崎大内科助教授として活躍中の橋場邦武御夫妻のそれだ。金品の介入は、人生の重大事においてはおおむね真価をけがす方向へ働くと心得ている。

われわれの仕事が一義的には算盤によって評価されないものであることを感謝しなければならない。半期毎の損益決算に追われている人々をどんな綺羅をまとっていてもあわれと思う。

一つの政策をめぐって巨額の金品のうごく今の政治が国を守ることは当然という。しかしこの大前提を認める前に、守るべき国とは何かを悟らねばならない。この金権政治の楯となるために若者の血が必要とは誰も思わないだろう。スメタナの「わが祖国」のような美しい音楽が自然に生れるような母なる国土を持ちたいと願う。燎原の火のように若い人のエネルギーが誘爆してゆくのをみると、大仏次郎『天皇の世紀』の開国前夜の状況を思わせる。作家としての生涯のすべてをここに凝結させる意気込みの感ぜられる『天皇の世紀』は、異常な執念の立ちのぼるルオーやゴッホの絵の前に立った時と同じ迫力をもって人にせまる。日本初の遣米使節のワシントンの宿舎がウィラードホテルとある箇所が、ニューヨークの結核病院ウィラードパーカーホスピタルの記憶をひき出した。一九五一年十二月中旬にこの構内にある市立公衆衛生研究所八階の図書室を幾度も訪れ、そこの署名簿に知名の先人の名を見出した。1927 June 7. Takeo Tamiya, K. Thiga 1926. April 12. Ch. Yokote 斉藤　潔、野辺地慶三、Sept 14. Prof. Ermest loewenstein Vienna Univ. Sept 25. Keizo Nobechi, Nov 20. M. Miyajima 1927 Oct 26. Aihiko Sata Osaka, 1928 June 13. H. Nakajima, 1930 Feb 27. 石井四郎、Oct 30 F. Ishiwara, 1931 Yuso Toyama, F. Shionoya, K. Ando. などなど。ここの老秘書アリエンマ夫人は、四〇年間、この窓から馬の牽くトロリーの時代から高層住宅の聳える現代迄の移り変りを眺めてきた。エレベーター係りの老人は一九〇六年に英国から渡ってきたという。二人とも科学の進歩と人の幸福とは何のかかわりもないと述懐する。一九六六年の秋再び訪れた時には、古煉瓦の建物はとりこわされ、署名簿も老人達も廃きょの中に消息を絶っていた。

時の飛び去る速さは、日常の麻痺した感覚では容易に悟るべくもない。同じ年の大晦日のタイムズ広場の風景。十時半頃から、六番街七番街は自動車の立入禁止で、車道を悠々と歩ける。騎馬巡査が二十人ほどずらりと並んでいる。一二〇〇名の警官が動員されているという。ニューヘヴンなど近郊からタイムズ広場行の特別列車が出ており、十一時を過ぎると広場は一杯の人出で埋められる。

チャルメラのようなラッパがブーブー鳴り、鈴が鳴る。パラマウントの電気時計の針と文字に照明がつき、刻々と時の移るのがみえる。アスターホテルの窓々から紙吹雪が散る。十分前。地球が轟々と廻転し、時が着実に動いてゆく。ワアワアという歓声とブーブーというラッパで地響きがする。五分・四分・三分・二分・一分・一九五一年が過ぎてゆく。十二時歓声は一段と高まり、ビルの、窓々から紙吹雪。ラッパが鳴る。鐘がなる。若人同志は感極まってキスをする。水兵が通りすがりの女の子をとらえてキスをする。誰もが共通のセンチメンタリズムに酔っている。二時半帰宅。未だ街には人が群れ、走る自動車の中でもラッパが鳴っている。教会では十一時四十一分から祈りをして「新年を迎える。」紙数が尽きた。今日という日もまた。

（一九六八年一月二日）

第七章　追想と追憶

恩師追悼　―冲中先生御夫妻との対話片々―

先生御夫妻とじかに話を伺う機会がそうあったわけではない。正月に何名かずつ順繰りにお宅に招かれ御馳走になったことがあるが、これも何度もあったわけではない。以下その少ない思い出のいくつかを綴ってみたい。

私事で恐縮だが、私共夫婦は昭和二十四年二月二十六日、先生御夫妻の御媒酌のもと目白教会で結婚した。当時は配給下のひどく窮屈な食糧事情のため寄せ集めの小麦粉で手作りのサンドウィッチがメインという披露宴だったが、それが先生御夫妻と身近かな会話を持った最初の機会となった。先生はその後多くの教室員の仲人役の労をとられたが、私は吉川君に次いで二番目だったと記憶する。その際奥様が、私共の婚礼の時は私が流行性耳下腺炎で挙式の当日こんなに膨れた顔で式に臨んだのよと両手を頬に当てて話されたのだった。

下って医局長時代に数人の教室員の婚礼に出席することが御夫妻にお目にかかる機会を提供してくれた。ある時、御夫妻が子宝に恵まれなかったことについて、自分達がたとえ子宝に恵まれたとしても毎年入局してくる優秀な青年達のような子供は望めないから、教室員を子供達と思って満足していると洩らされたことがある。この時ふと御婚礼当日の奥様のムンプスの話を思い出したことだった。奥様は、本当に教室員達を自分の子供達のように思っておられたに違いない。奥様の前であまりしゃちほこばらずに時に当意即妙のジョークで笑いを誘うことのうまい大槻和男君などには殊のほか気易さを感ぜられたのだろう、彼のことを「坊や、坊や」と呼んでおられた。

先生の臨床講義は周到な準備をされたことで有名であるが、昭和三十年以降になると内科の専門分化が進んだこともあり、中尾助教授や葛谷講師など門弟達に分担させられた。私は昭和三十四年の第十五回日本医学会総会のシンポジウム肺癌で内科方面の担当を先生から命ぜられ、五研の仲間達と日本の肺癌像をまとめたためか、肺癌についての臨床講義の指示を受け、先生の御講義のきびしさを知っていたが故にひどく緊張した思い出がなつかしい。

虎の門病院院長御在任は、昭和三十八年六月一日から昭和四十八年五月三十一日で、昭和四十五年秋の文化勲章、昭和四十八年五月の冲中成人病研究所設立、昭和五十年十一月の勲一等瑞宝章叙勲の輝きが際立つが、この間忘れられないのは昭和四十五年三月三十一日の日航淀号のハイジャック事件である。その朝、最初の報道が電波に乗った時、福岡での内科学会出張の先生は、早起きの先生のことなので恐らく一番機に乗られたに相違ないから遭難の確率大と思い心配していたところ、その通りとなった。後日、院長室でこの事件が私との間で話題になった時、先生は田宮高麿（ハイジャック首領）が先生に年齢を訊ねに来た際、どこまでも連れていかれてはかなわないから数えの六九才と答えたとのことであった。両手を縛られ機内に閉じこめられていた時、窓外の整備員や犬などが自由に動きまわっているのが実に羨ましかったと述懐しておられた。これは御著書『医師の心』（東大出版、一九八一年）にも記述がある。

昭和四十四年に私が順大医学部へ招かれた時、先生は後を困らぬようにしてくれよと申され、私は三年間客員教授として両方に勤務した。一度、先生に「君は人を育てることが旨いね」とお褒めの言葉をいただいたことを忘れることができないが、ふり返ると確かに後年教育・研究・診療の場で指導的な役割を十分果たしている数々の人材に恵まれたが、それは私が育てたのではなく、私の背後に先生がおられたためであることを深く自覚している。私は大戦を生き延びた経験をふまえ、先生の知遇を得たという幸運を、自分は運命論者であると再三述べておられる先生の運命論・宿命論に頷きつつ感謝せずにはいられない。

私は今の年齢に至るまで年を重ねる度に、その同じ年齢の時の先生がどのように活躍しておられたかを思い比べ、遥かに及ばないことを痛感してきた。どれほどの年数を余計に投入してもなお足りないだろうことを覚った。先生が倒れられた齢に達した今、やんぬるかなの思いを味いつつある。

先生の後を追われた奥様の遺影と先生のお姿とを重ね合せながら、往時の対話の片々をかみしめ、改めて御冥福を切に祈り上げる次第である。

（『わが師冲中重雄先生』―平成六年四月　文芸春秋社刊より―）

葛谷信貞先生の思い出　―往時片々―

敬愛する葛谷信貞先生の知遇を得たのは、先生も小生も海軍軍医の職から解放されて昭和二十一年に第三内科の医局へ復帰してからだから、約半世紀となる。しかし先生は大先輩であり、遥かに先を歩いておられたし、先生は糖尿病、小生は結核と専門分野を異にしていたから、助手としてまた講師として研鑽の日々の中で直接謦咳《けいがい》に接することは少なかった。

しかし先生の論理の鋭さ、切れ味は医局の会合や講師室での村上元孝先生との議論などから常々感嘆することだった。

冲中先生のご意向に反して群馬大学教授職を固辞された理由も直接承ったが、先生独特の明確な自己判断の下に強く自己を主張される態度に感銘したことを思い出す。

虎の門病院では先任医師として初代大槻、二代冲中の両院長を支え、それまでのわが国になかった新しいシステムの病院の実現を指向した高い理想を掲げ、高度の医療、教育研修、臨床研究の屋台骨を持った病院の構築にまい進された。その背後には、先生の将来を見通す透徹した先見性と、緻密な計画性とがあったことを強調したい。

一例をあげるならば、内科外来予約制の導入である。予約制は受診患者数の減少をもたらすから病院経営上好ましくないという意見もあったが、先生は断固その理由は取るに足りないことを説明し、実施にふみ切られた。予約なしで来院患者を無制限に受け付け、一人の医師が午前九時から診察を開始し、昼食抜きで午後三時近くまで働く場合には、医師自身は疲労のため以後の働きは著しく能率が低下するし、外来日の午後その医師のスケジュールは全く立たないことになる。また外来診察室は午後三時頃から空いてもその後は利用のしょうがないから無駄の空間となる。これに対し予約制によって午前の診察が十二時半に終了すれば、医師は午後のスケジュールを立てることが可能となり、一時から四時頃までの診察室の活用も可能となる。受診患者にとっても受診時間の目安がつくことは大きな利便となる。虎ノ門界隈のような高価な土地で効率のわるい部屋の使用法などもっての外というのが先生の主張であり、実際に予約制施行後、患者数が減ることもなく万事予測通りとなった。この先生の卓越した先見性と計画性とは、朝日生命成人病研究所の設立に当っても十二分に発揮されたに違いない。創立後の着実な発展はこれを如実に反映していると思う。小生は専門分野の違いから先生と学問的討論の経験を持たないが、折にふれての先生との会話で先生の才気に触発されることが多く、いつもありがたく感じたことを忘れることができない。

いつであったか、虎の門病院二階の内科外来の廊下で見知らぬ患者さんに葛谷先生と呼び止められたことがある。先生と見間違えられたのである。どこか後ろ姿か、または全体としての雰囲気が先生と似たところがあったのかもしれない。敬愛する先生に少しでも似たところがあるとすれば光栄この上ないことで、その患者さんにお礼申し上げたことだった。

原稿の依頼に応じて往時の記憶の片々を辿るうちに、なつかしくありがたいこの一事に想いいたった。長年のご厚誼に感謝し、心から先生のご冥福を祈り、筆を措く。　合掌

（「葛谷信貞先生と私たち」一九九九年）

砂原先生追憶

今年は梅雨明けが大幅に遅れた。そのような雨模様の七月九日は、われわれの大先達、国立療養所東京病院名誉院長砂原茂一先生の葬儀の日だった。先生の偉大な足跡についてここで述べる紙幅はないが、結核という一専門領域の諸問題を深く掘り下げることによって、医学・医療のすべての領域をカバーする普遍的な法則、臨床試験の方法論、効果判定の評価法、これに伴なう倫理性の原則をまとめあげられた功績は比類なく大きい。

筆者は、昭和二十一年三月から七月まで東京療養所での結核研修の期間中、身近に御教導をいただいて以来、常に心の一隅で先生の指標に導かれてきたという思いがあり、改めて痛

恨の感慨に堪えない。最後に先生の謦咳《けいがい》に間近に接したのは昨年十一月の「最新医学」五〇〇号記念号の座談会「戦後四十余年…医学の進歩を語る呼吸器病学を中心に」に於てであった。この中で先生は医学の進歩に関して Koch の三原則に触れ、最近、「病気を見ずに人を見よ」と叫ばれているけれど、人間から病気を抽出することによって、医学が客観性を持った自然科学的骨格を持つことができ、近代医学が科学になったのだと指摘しておられる。

筆者は臨床医学は医療の場では病人を、医学の場では病気をみるという難かしい立場に立つ激職であると思う。殊に先端技術の開発は、分子生物学の参入をもたらし、臨床医学の基礎領域は深く広く拡大した。情報量は飛躍的に増大し、その総てを一人の能力で処理することは益々難かしい。医学と医療とを止揚する場としての臨床教室のジレンマは大きい。

臨床を標傍する限り生物学の中に埋没沈潜したままでは責任を全うすることができない。医師へ課せられた至上命令と人間の情報処理能力の限界という難題に絶えず立ち向わなければならないことになる。砂原先生御逝去後の空白の中で、胸中を去来した感懐である。先生の御冥福を心からお祈り申し上げる。

合掌

（一九八八年九月）

宮本先生追憶

今年の八月は、宮本忍先生の御逝去五周年となる。当時身近に先生の謦咳《けいがい》に接したものの一人として感慨に堪えない。

先生は昭和十二年東大医学部を御卒業後、大槻外科副手となられたが、昭和十五年五月に傷痍軍人東京療養所勤務となり同年九月には軍事保護院医官となられている。医局生活が短かく早々と東療に赴任された事情を筆者はつまびらかにしないが、勝手な独断を許されるならば、当時の社会的背景と先生のヒューマニズムと理想との帰結ではなかったか。先生からいただいた御高著『医学とは何か（新しい医学論の提唱）』一九七七年南江堂刊の序の冒頭のことばには、「新しい医学論を書くことが私の青年時代からの夢であった」とある。

「学生時代に接した医学はその外形にすぎず、その内部に立ち入って実体を自分の眼と手でとらえ、やがて第三者の立場からその全体を冷静に観察できるようになるまで四十年の歳月を要した。医学論とは医師と患者との間に成立する人間関係をその背景となる自然と人間および社会との関連においてとらえ〔人間の科学〕としての医学のあり方を論ずるものである。健康や病気に対して正しい社会的評価が行われるためには、医学が医師や看護婦、コメヂカルの専有物とならないで広く社会の共有財産となる必要がある」。

「医学の自然科学的側面は、患者を生物学的人間としてとらえるから個人医学と呼ばれるのにふさわしく、その社会科学的側面は病人を社会的人間とみるから社会医学というべきである。……社会医学が個人医学の及びえないところを批判し、病気の予防と治療においてそれを補完することは歴史的にいってもまた理論的に考えても望ましい。現代医学における個人医学と社会医学とのインバランスは資本主義社会特有のものというより日本における近代社会成立における特殊性に由来すると考えた方がよい」。

宮本青年のヒューマニズムと高い理想はどのような土壌の上に培われたのか。多感な学生時代を過された昭和初期の日本は、西欧ロマン主義的理想主義の流れはあったが、まだ封建制度の残滓は払拭されず、階級制度、農村の疲弊、思想統制の強化などの閉塞感を背景に有為の青年が続々と結核に倒れていく現実を目前にして青年医師宮本が情熱をたぎらせつつ病者の待つ現場へ急いだ心情が察せられる。

（一九九一年八月）

母を憶う

―ピアノの上の三人―

鎌倉の家の庭で芝生の中の雑草を抜きはじめると、次から次へと眼に入ってきてきりがない。一見きれいな芝生もよくみると無数に近い雑草が混っているものだと感心する。その上、根こそぎにしようとすると案外、指の力が要るもので、小一時間もすると左右の手を交互に使っても疲れてしまう。母が一人住いをしていた頃、暇があればこの雑草抜きをやっていた姿がちらつき、母を憶いながら芝生を這いまわることになる。どうしてあの時、もっと手伝わなかったのだろう。

一九七二年一月六日、虎の門病院のベッドの上で、母は意識がなく、、指先にひびの入った掌を私の手に委ねていた。五十年以上もわれわれの為に働いてくれた手だと思った。「これから順天堂へいってきます」と耳のそばで言った時、かすかに「気をつけて」とささやいた。これが私に遺した最後の言葉だ。死に瀕しながら五十をすぎた息子の身を気遣うこの言葉に私ののどがつまった。

「行かないで」といってくれたら！「気をつけて！」この言葉を私の記憶のある限りの幼少の頃から幾千回聴いたことだろう。小学、中学、高校、大学、軍医、医局員、そして白髪を混えた現在まで。

子供達にとって母はまさに太陽だった。母がたまたま留守のわが家へ帰宅すると、家の中は暗い洞窟のようだった。いつも明るく活き活きして小走りで動いていた。人の世話は好きで骨身を惜しまなかったが、他人の厄介になることを極度に嫌った。それで家にはいつも子供連の友人が溢れていた。誰の友人でもみんなの共通の友人だと母は主張し、それを実行したから、子供達は自然に多勢の友人に恵まれることになった。

「無私の愛」がこの世に存在しうることを私が信ずることの出来るのは母のおかげである。しかもこの親不孝者は、その愛の手を時にわざと払いのけたり、重荷に感じたりしたものだ。罰当りも極まれりというざんげに身を焼かれる思いがする。晩年になって、母は「此の世での私の務めは終った。天へ召されたい」と洩らしたことがある。

母がわれわれの前から居なくなることなど永遠にないと思いこんでいた子供の頃を思い出して愕然としたことだった。肉体の衰えを感じると共に人の厄介になることを予感しおそれたのかも知れない。間もなく母は、現代の医学でも充分死因が解明出来ない病いのため、一ヵ月の入院生活の後、ほとんど苦しむことなく、召された。神が母に、その願のゆるしを、そしてその時を与え賜うたとしか解釈のしようがない。今、母は居間のピアノの上で毎日微笑みつつ一緒に生きている。

紀和、悠の二弟も年老いることなく若い姿のままでそのかたわらにひかえている。私の息が止まるまで。

紀和。東大法学部に在って判事を志していたが、文章においてまた論理の展開において私よりはるかに優れたものを持っていたので、私は目標の選択に完全に同意し、将来頼もしい片腕となってくれることを信じて疑わなかった。戦後、亡き彼の抽出しから、「個と全」についてのすぐれたエッセイを見出した時、私の力の半分を失なった気がした。今彼が現存していたらどんな知的参謀になってくれていることだろうか。あと数年生きのびていたら抗結核剤が彼を救ったに違いない。残念としか言いようがない。

悠。彼こそマジメの権化。心底からのキリスト者。聖書に従って短い生命を生きぬいた。口ごもるように吃々と話す言葉が耳底に刻み込まれて今も生きている。愛すべき弟だった。どうして時にいらだち辛く当ったのだろう。我が罪は今も消えない。

故室生犀星氏葬儀に際しての病状経過報告

室生先生の虎の門総合病院への第一回目の御入院は昭和三十六年十月六日から十一月八日

迄であります。これより約二ヵ月をさかのぼる八月初旬軽井沢御滞在中に、せき、痰、微熱及び軽い胸痛が現われておりますが、これが此度の病の発端であったと考えられます。肺炎又は結核の疑いの下にいろいろな治療を受けられ一弛一張はありましたが、全体としての経過は思わしくなく、川島博士のすすめに従い精査の為九月二十六日帰京されました。

十月に入ると熱は次第に上昇し、四日には摂氏三十八度、翌五日には摂氏三十九度に達しました。御入院後のX線検査で左下葉心臓の傍に鶏卵大の異状陰影があり、更に検査をすすめた結果、このものは左後胸壁の附近にあって肋膜も侵されていることが判明、此部分を針で穿刺して組織を調べてみると、未分化性の悪性細胞より成ることが確められましたので、茲に左下葉の後壁附近に発生した原発性未分化癌であるという診断が決定しました。そこでこの原発巣に対しコバルト六〇による照射治療を開始すると共に、諸臓器への転移を防止する為制癌剤の注射を併用しました。かくして十一月八日迄に約五千レントゲンの照射を終了し、食欲の増加、発熱の消退、せき及び痰の減少、X線上腫瘍陰影の縮小という状態で退院されました。

朝子、朝巳御姉弟からの予後の見通しについての御質問には、脳又は心膜への転移さえ来なければ約一年とお答えしたのです。しかし父君にとっては再び廻り来ることのない歳末から新年にかけて一日一日をこの御姉弟が如何に切ない思いで過されたかを、その献身的な御看病の様子をみるにつけ、むしろいつわりの病名をお告げしておけばよかったかとくやまれること屡々でした。此の間先生には特に御変りもなく、従来の如き旺盛な創作活動を続けておられたかの様に承っています。昭和三十七年二月の中旬頃、右指の運動が不自由となり執筆に困難を感ぜられるという訴えが始まり、二月二十七日には箸を使えない、書字が不能になるという、予想し得る事態の中で最も重大な脳への転移が疑われる徴候が明らかとなりました。

かくして三十七年三月二十六日に至る第二回目のそして最後の入院治療が始まります。入院後四日目に左半身の不全麻痩が認められ、脳転移の症状は次第に強くなって行ったのですが、三月十七日突如として増悪する迄はその進行は遅々としているものの如くでした。三月十九日午後先生は強い疲労脱力感を訴えられていましたが、五時三十分急に元気がなくなり、顔付きが無表情になると共に、両眼が一点を凝視した儘の状態となり、同夜九時半には昏睡に近い状態に陥入りました。この時右側の顔面神経麻痺と四肢の弛緩《しかん》麻痺とを認めております。即ち脳の転移の為に脳幹に何らかの変化が起ったものと考えられましたが、その障害が血管性のものか腫瘍のみによるものかの判定は困難でありました。が、私共はそれが数日中に意識の回復をもたらす可能性のある血管性のものであることを願い祈りつつ経過を見守ったのですが、二日三日と経過する中にその見込みは急速に稀薄となりました。三月二十五日から衰弱の徴がみられ、二十六日は朝から血圧降下の傾向が現われました。午後になると血圧はいよいよ下降し、呼吸は著しく努力性となって呼吸中枢における刺激のバランスが失われつつあることを示しました。夕方になって瞳孔は次第に散大し始め呼吸は緩徐となり、午後七時二十分血圧計は遂にゼロを示し心音微弱と記され、次で七時二十六分心音を聴き得ず、呼吸運動も亦停止しました。

以上が先生の生命を奪い去ったところの左下葉に原発した未分化癌の経過のあらましですが、振返ってみると、初発症状発現からの全経過は約八ヵ月で決して長い方とはいえません。之は最も枢要な臓器である脳への転移を来した為で、その点不幸な転帰をとったとも言えますが、一面、意識障害が急速に起って痛覚も知覚も失った為、脳転移の多くの場合にみられるような激しい頭痛嘔吐の苦しみがなかったことは、不幸な中にも好運な経過を辿られたとも言い得ましょう。

最後に病理解剖の報告ですが、その前に御逝去直後の悲しみに鎖《とざ》された雰囲気の中で、余りにも事務的な、むしろ冷たいとさえ感ぜられたに違いない私共の申出を快く御了承下さいました御遺族の方々に心から感謝致します。先生の住んでおられた詩の世界とは異なり実証科学である医学の世界では、どんな高遠な理論も高価な薬も、実証されない限り、之を認めることも人体へ応用することも出来ません。私共は、病気の治療に当って、どんな性質の病変がどの臓器にどんな変化を起しつつあるかを時々刻々推定しながら治療を行っているのですが、これらを結論づけ、或は批判することは病理解剖がなされた時に始めて可能となります。臨床医学の進歩はかかる貴重な症例のつみ重ねの上にのみ期待されます。この意味から病理解剖で得られた資料は、何物にも代え難い宝物として私共は永らく記録に止め活用する義務を負っております。

さて先生の脳の重さは千三百グラム、眼で見且つ指で触れた所では、大脳両半球に小豆大から豌豆《えんどう》大の多数の転移巣が散在していることが確認されました。小脳、中脳、脳底には特別な異状がみられません。又大脳動脈の硬化は極めて軽く、最後に至る迄明晰な頭脳を以て精神活動が可能であったことがよく理解されます。フォルマリン固定が出来てから一層詳細な検索がなされる予定です。

謹んで御冥福をお祈り申し上げます。

第八章　読後感　二、三

Murray Schisgal 一幕劇『ザ・タイピスト』所感

―大都会のある男子タイピストの一生―

この一幕劇は、若いタイピスト Sylvia Payton が、ある朝遅刻して事務室に入ってくるところから始まる。相棒のタイピスト Paul Cunnigham は前日雇われ、はじめての出勤である。舞台は最後までこの事務所のみであり、登場人物はこの二人だけである。朝二十歳台であった二人は、夕方五時の退社までに六十歳半ばの年齢に達している。つまり一日の事務室内の出来事のうちに二人の男女のほぼ一生の生き方が描写されている。背景は、大気汚染、騒音、はげしい生存競争にみちた大都市ニューヨークである。この中で二人の男女は、笑い、怒り、理解し合いながらタイプライターと共に老いてゆく。

劇中自ら語るところによる二人の生い立ちはそれぞれ異なっている。まず Paul はブルックリンの貧民街の一角に生れ、その両親は絶えず争っていた。兄弟はなくみじめな子供時代を送る。早婚して二人の子供を持ち、あくせく働いている。Sylvia は Paul と異なり経済的には恵まれた家庭に育つ。両親はかって争ったことはなく、シャルロッテという姉と一緒の子供時代は幸福であった。しかしこの姉と喧嘩すると、姉の方がいつも正しく、自分はいつも間違っているとされた。姉は欲しいものを何でも与えられるのに、自分はおふるしか与えられなかった。十七歳の時父親が亡くなったが、お前にやるといっていた指輪は姉がもらってしまった。そのため自分は父を絶対に許すことは出来ない。姉も同様許せないと思う。母は自分が面倒をみているのに、今でもお前が悪いといっている。

以上が二人の欲求不満の原因である。自分を告白したあと、この二人はだんだん親しくなり、ボスに叱られた一方が怒って辞めようとすると他方がなだめたり、一寸したことで口論したり、仲直りしたりする。

三十歳台になると Paul は昇進を待ち望むかと思えば、次々会社をやめて広い世界へ出ていろいろしたりみたりしたいという。Sylvia も賛成し、二人は感動するが、そのあとすぐ現実的な昼のべんとうの中味やそれを食べる時刻の話に戻る。そして言葉遣いから喧嘩を始めるが、暫くすると愛を告白し合う。しかし Paul のワイフのことに及ぶと現実にひき戻される。この間二人は絶えずタイプを打っている。

四十歳台。Paul は若い頃からの希望が達せられないことを嘆き、Sylvia も依然として母と一緒に住み、姉やその子供達を気づかいながら生きていることを嘆く。二人はどうして望みを達し得ないかを話し合う。結局 Sylvia は彼女の家族が Sylvia を必要とする以上に Sylvia が彼等を必要としているのではないのか、また Paul は自分を失敗者として他人からの同情を得たいのが本心ではないのかという結論をひき出す。Sylvia の欲するものを家族が与えており、Paul は両親から得られなかった愛を他人の同情の中に求めている。二人は理解し合い感動する。きれいな空気、広い空間、山々の見えるところへ行きたいと二人は同じ夢に酔う。

五十歳台。サラリーを増やしてもらった二人が過去の思い出を語り合うが、もはや若い時代のファイトはない。

六十歳台半ば。五時の退社十二分前。Paul は入社した当時と同様、タイプの失敗をしたカードをポケットにしのばせる。今度は流行おくれのニッカーボッカーの広告文を読む。二人はお互いに上衣を着るのを助け合う。二人の老人は、過去何十年とくり返してきたように地下鉄に向かって戸口から出てゆく。

ボスも変わり流行も変わった。二人は二十歳から六十五歳の老人に変わった。しかしタイプを打つ仕事は変わらない。タイプは曲芸のようにうまく打てるようになった。笑ったり、怒ったり、叱られたり、誤解し合ったり、理解し合ったり、辞めようとしながら何十年も打ち続けてきたからだ。しかしかつて彼らの胸をふくらませた希望が未だに達せられないことには変わりがない。二人は疲れ、風呂とねることだけを望みながら夕暮れの雑踏の中へ消えてゆく。多くの人生はこのようなものだということを作者は訴えているのだと言えよう。

あとがき

二十一世紀は遺伝子の世紀とも言われる。分子生物学は二十世紀後半になって急速に進展し、要素還元主義の下では細胞が最小単位であったのに比べ、要素の次元は飛躍的に微小化した。

サイトカイン、サイトカインネットワークの解明が生体の生命活動の機構を解明した。その中で明らかにされたことは、一つの生体反応には必ず促進するサイトカインとこれを抑制するサイトカインがあることである。がん細胞増殖に関していえば、増殖を促進する遺伝子とこれを抑制する遺伝子が存在する。

すなわち、生体はこれを構成する分子のレベルからアンビバレンスつまり二律背反の法則を内蔵しているということになる。正-反-合の弁証法的構造が生体構造の基礎をなしているのである。無限に高きものを目指さねばならないというジンメルの教えは、この生体構造からの必然の帰結といえるのではなかろうか。

ところで、半世紀にわたる一医学徒の歩みを、このような形で一冊の書としてまとめるきっかけをつくって下さった二宮英温氏、木佐森達夫氏、編集をわずらわした溝川徳二氏、入力・校正の加藤政弘氏、谷口卓郎氏、深澤真理子氏に衷心から感謝の誠を捧げる。

また、企画の発端となった朝日生命糖尿病研究所刊『テニアンに捧ぐ鎮魂のうた』によって半世紀の間眠っていた「大島欣二追悼記」を発掘、再録して下さった同研究所羽倉稜子副所長にも無尽の謝意を表したい。さらに、『テニアンに捧ぐ鎮魂のうた』に掲載の土岐正氏、大島秀夫氏の文を本書に収めさせて頂いたことをここにお断りし、併せて厚く御礼を申し上げる。

本間日臣

平成一三年十月二十日

臨床の現場を重視し
いつも病める人中心という
立場で診療をすすめる
態度を堅持

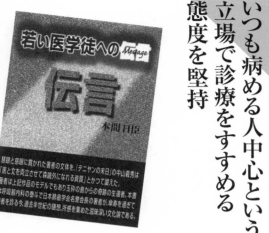

本間日臣著『若い医学徒への伝言』
01年12月10日刊、Ａ５判三四二頁

医のアートを遺憾なく発揮して、病める人を精細に観察し、かつ病人の心を把握しようと対話を積み重ねる現代の名医、しかも次の世代を担う若き人々を育成する情熱の持ち主・本間日臣氏の名著が、ここに紹介しようとする『伝言』である。

本間さんは、私と海軍軍医の同期生であり、東大医学部内科で彼の有名な冲中重雄先生の厳しい指導の下に鍛えられた。その後虎の門病院の呼吸器科部長、さらに順天堂大学医学部教授、定年退任後は放送大学教授の要職を歴任している。その人柄はきわめて物静かで優しい。本書にみられるような烈々たる気魂のこもった熱意の文章を、かくまで清冽な言葉で執筆する人とはとても思えない。私には大きな驚きであった。

呼吸器内科が専門であるから、この方面の学問的叙述についてはさらさら説明を要しない。本書の内容で利用すべきは、冒頭の「自己紹介」と「戦争体験記」である。

第一章の「自己紹介」の項では、臨床医として経験の蓄積とベッドサイドでの観察眼の養成がいかに重要であるかが力説されている。

第二章の「戦争体験記」では、『玉砕の島テニアンから生き延びて—「サザンクロス」—(大島欣二追悼録より)』の文章は、きわめて格調が高く、人の心をひきつけてやまない。中でも、級友の大島欣二軍医大尉の戦死を知った時、本間さんが自己の心情を吐露した描写は感銘を深くしたという段階を遥かに超えて、ただただ「すごい」の一語に尽きる。

第二章の最後の「老いて今、恩寵のとき」と題する一節に、私の心は強く揺さぶられた。

「師友、学友、畏友、盟友、莫逆、心腹などの表現のどれもが当てはまるような友人たちとの交流が私を絶えず支え励ましてきてくれました。その恩寵を噛みしめながら、この世紀の移り変りのその時々の彼らと共有したであろう認識と感懐の一端を述べました。」

本間さんの類い稀な謙虚さ、熱い友情いつも神に感謝を捧げる篤い信仰をもつクリスチャンドクターの一面を覗かせてもらった。

第三章では、本間さんの呼吸器内科医としての専門的な事柄が述べられており、第四章は「教育・研修・研究の場としての臨床」となっている。この第四章こそは本書の題名の示すとおり「若い医学徒へのメッセージ」の核心部分といえる。しかし、何も若い医学徒のみならず中堅の医師の方々にとっても必読の箇所だと思う。本間さんがいかに臨床の現場を重視し、いつも病める人中心という立場で診療をすすめる態度を堅持しているかがよく示されている。

第五章の「旅想」を読んで本間さんの視野の広さ、趣味の豊かさを改めて思い知らされた。

第六章の「折り折りの随想」は七十頁にも及ぶ長篇であり、昭和四十六年（一九七一年）から平成十一年（一九九九年）に及ぶ二十八年間に執筆した五十三篇の随想によって構成されている。その半分以上が医学関係のものであるが、残りは一般分野についてのものである。歴史的叙述、詩歌、哲学、文学、情報革命にまで触れ、挙句の果ては政治にも本間さんらしい警鐘を鳴らしている。

「臨床の原点は一対一の人間関係であり、『手づくり』の医療である」と強調される。共感を呼ぶところ大なるものがある。「一手を案じて夜中に眼が覚めると眠れなくなる。これが臨床医に課せられた責務である。厳しく激しい真剣勝負の世界だ。日本には臨床不在の臨床病室はまだまだ多い」との指摘はまことに手厳しいが、日本の現状は正にその通りと言わねばならない。

第七章は「追想と追憶」と題して、恩師、先輩、畏友、後輩への追悼の言葉が主要なものであるが、それらの中にあって、私の心をとくにとらえたのは、「母を憶う」の一文である。

「無私の愛を教えてくれた母は、今、居間のピアノの上で毎日微笑みつつ、一緒に生きている」と記されている。

第八章は「読後感二、三」であり、その後「あとがき」で本書は終っている。

本書には、日頃私が敬愛してやまない本間日臣氏の珠玉の文章が鏤められており、その文章の意味するところはまことに深く、かつ重い。しかも周辺の人たちに対する愛の精神が随所に鏤められている。医学畑の方々の著書の中で屈指の名著といえよう。

重ねて心から敬意を表したい。

阿部正和
（東京慈恵会医科大学名誉教授）

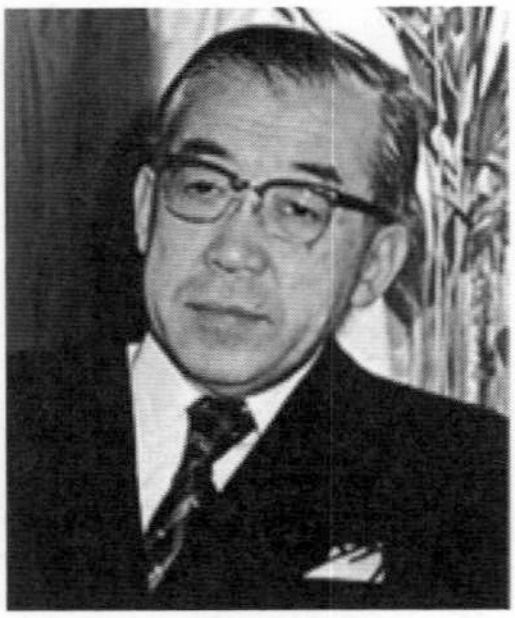

本間 日臣（ほんま ひおみ）

1916年、医家の長男として東京に出生。一高を経て東京帝国大学医学部を卒業。海軍短期軍医となりテニアンに勤務。同島玉砕後ハワイ、テキサス州・ヒューストンの収容所にて同胞の診療に従事。敗戦となり復員、東京大学医学部に戻り、冲中重雄教授の下で東大助手となる。1951年、フルブライト留学でコロンビア大学医学部留学、帰国後は東大講師、虎の門病院呼吸器科部長、順天堂大学医学部教授、放送大学教授等を歴任。財団法人喫煙科学研究財団理事長、日本肺癌学会名誉会長を歴任した。

若い医学徒への伝言—道《みち》標《しるべ》

2023年11月30日　第1刷発行

著　　者　本 間 日 臣
発 行 者　二 宮 英 温
発 行 所　NPO法人 CIMネット
〒104-0032 東京都中央区八丁堀3-28-14 飯田ビル
TEL:03-6280-3811　FAX:03-3553-0757
印刷・製本　株式会社キタジマ

ISBN978-4-905355-09-0